HANNAH HAUSER

Mach deine Schilddrüse stark

Hashimoto und Schilddrüsen-unterfunktion in den Griff bekommen

INHALT

WIE ICH SCHILDDRÜSENEXPERTIN WURDE

Irgendwann fiel mir auf, dass ich mich trotz Kaffee immer müder und schlapper fühlte. Außerdem war ich mit meinem Gewicht unzufrieden. Obwohl ich wirklich alles ausprobierte, gelang es mir nie, dauerhaft abzunehmen. Bald waren die Kilos wieder drauf – schlimmer noch: Ich wurde immer kräftiger. Doch damit nicht genug. Ich begann, unter Haarausfall zu leiden und auch meine Tage belasteten mich Monat für Monat mehr. Ohne Schmerzmittel kam ich nicht mehr klar. Ich rannte von einem Spezialisten zum nächsten, aber niemand konnte mir helfen. Weder Shampoos noch Hormone änderten etwas. Als mein Hausarzt wegen einer ganz anderen Sache ein großes Blutbild machen ließ, wurde endlich die Ursache für meine Leiden entdeckt: »Ich hab Schilddrüse. Zum Glück! Gegen Schilddrüsenunterfunktion gibt's ja Tabletten.« Ab sofort nahm ich täglich L-Thyroxin – und wartete ab … doch nichts geschah, überhaupt nichts! Also ging ich wieder zum Arzt, der die Dosis erhöhte: erst auf 25, dann auf 50, auf 75 und schließlich auf 125 Mikrogramm. Doch ich fühlte mich immer noch müde und ausgelaugt, die Haare fielen mir weiter büschelweise aus. Der Arzt war irritiert: »Also, Ihre Blutwerte sind jetzt absolut in der Norm. Sie müssten sich super fühlen.« Was blieb mir also übrig, als mich mit meinen Symptomen zu arrangieren.

Nach einer Indonesienreise, die für alle ein Traum war und für mich zum Albtraum wurde, weil ich mich trotz der Schönheit, die mich umgab, nur erschöpft und unwohl fühlte, ließ ich mich noch mal untersuchen. Die Diagnose: Meine Schilddrüse sei chronisch entzündet. Hashimoto. Da könne man nichts machen, außer Tabletten zu nehmen. Ich soll mich also lebenslänglich schlapp und unwohl fühlen? Dazu war ich definitiv nicht bereit! Ich begann damit, Ernährungswissenschaften zu studieren, um alles über die Stoffwechselprozesse in meinem Körper zu lernen. Die Studien, die ich las, waren der Ausgangspunkt meiner Schilddrüsenforschung: Ich probierte vieles an mir selbst aus und beobachtete mich und mein Körperfeedback genau. Die Lebensmittel, die mir definitiv nicht zuträglich waren, ließ ich weg, diejenigen, die mir guttaten, nahm ich regelmäßig zu mir. Wow! Meine Energie kam zurück! Und auch meine überflüssigen Kilos schwanden. Ich verlor über 25 Kilogramm, und – hurra – sie blieben weg! Außerdem wurde mein Haar wieder voller und auch Kaffee brauchte ich nicht mehr, um in die Gänge zu kommen. Ich war ein neuer Mensch.

Durch die Reaktionen auf meine sichtbaren Erfolge – ich war voller Energie, lebenslustig und schlank – erkannte ich, dass ich nicht die einzige Frau mit diesen Problemen war. In Deutschland leiden acht Millionen Menschen an Hashimoto und noch mehr an einer Unterfunktion der Schilddrüse. Ihnen möchte ich helfen, endlich die Ursachen für Hashimoto und Schilddrüsenunterfunktion zu verstehen und aufzulösen. Dazu ist es wichtig zu wissen, welch entscheidende Rolle die Schilddrüse in unserem Körper spielt und wodurch sie aus dem Gleichgewicht geraten kann. Du wirst fasziniert sein zu erfahren, was für ein spannendes Organ diese kleine Powerdrüse ist und überrascht erkennen, welchen Einfluss sie auf deinen kompletten Stoffwechsel hat! Vieles, was du in diesem Buch über Ernährung erfährst, wird völlig anders sein als alles, was du vielleicht bisher über »gesundes« Essen gehört hast!

Deine Hannah

Das Multitalent Schilddrüse bestimmt dein tägliches Wohlbefinden

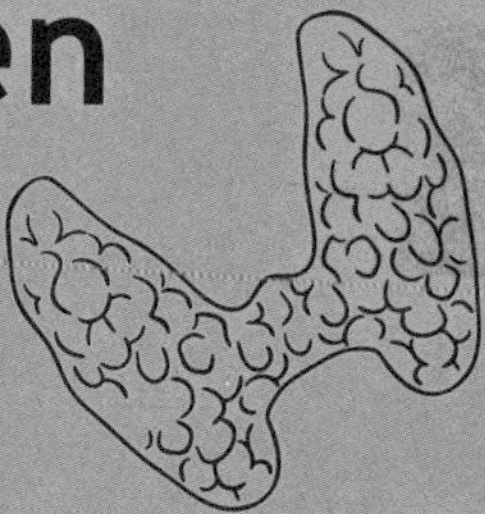

- Multitasking – die Schilddrüse kann's
- Ohne Schilddrüsenhormone geht es nicht
- Frauen und ihre Schilddrüse – eine ganz besondere Beziehung
- Deine Schilddrüse entscheidet darüber, ob du zunimmst oder nicht!

Eine Hormondrüse, die deinen Stoffwechsel steuert

Seit dem Moment, an dem ich mich intensiver mit der Schilddrüse beschäftigt habe, war ich fasziniert. Riesengroß war meine Überraschung, als ich begriff, dass diese kleine Drüse tatsächlich die Energiezentrale unseres gesamten Körpers ist und unseren kompletten Stoffwechsel steuert!

ANATOMIE EINES UNSCHEINBAREN POWERORGANS

Seither bin ich wie besessen davon, alles über dieses so wichtige Organ zu lernen und es bis ins Detail zu verstehen. Wer keine Probleme mit der Schilddrüse hat und nicht gerade Medizin studiert, hat normalerweise keine Ahnung, welche wichtigen Vorgänge da »irgendwo« im Hals ablaufen. Deshalb sehen wir uns zum Auftakt einmal ganz genau an, wo sich diese powervolle Energiezentrale befindet und wie sie eigentlich aussieht. Sitz der Schilddrüse ist unser Hals. Dort liegt das Organ, das die Form eines Schmetterlings hat, unterhalb des Kehlkopfes und vor der Luftröhre. Die Schilddrüse besteht aus zwei seitlichen Schilddrüsenlappen und einem Verbindungsstück, das *Isthmus glandularis* heißt, weil es die beiden Lappen wie eine Brücke miteinander verbindet. Im Lateinischen wird die Schilddrüse *Glandula thyreoidea* oder *Glandula thyroidea* genannt.

Sitz der Schilddrüse

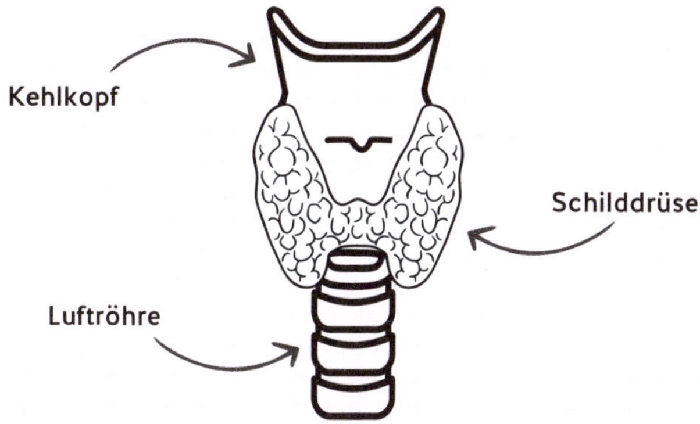

Die Schilddrüse liegt im vorderen Bereich des Halses knapp unterhalb des Kehlkopfes und vor der Luftröhre.

Die vier linsengroßen Nebenschilddrüsen befinden sich auf ihrer Rückseite und bilden das Parathormon, das hauptsächlich unseren Kalziumspiegel reguliert. Die Zellen der Schilddrüse ordnen sich in kleinen Bläschen an, die man auch Thyreozyten nennt. Das sind Drüsenzellen, die deine Schilddrüsenhormone produzieren. Im Inneren des Organs werden die Hormone in einer zähen Flüssigkeit eingelagert, dem Kolloid.
Die Struktur der Schilddrüse mit ihren kleinen Drüsenzellen erinnert optisch an eine Walnuss. Das gesamte Organ hat bei Frauen ein Gesamtvolumen von etwa 18 Millilitern, bei Männern sind es 25 Milliliter. Die Schilddrüse eines Neugeborenen wiegt ungefähr zwei bis drei Gramm, die eines Erwachsenen 18 bis 60 Gramm. Die Größe schwankt sehr stark, sowohl von Mensch zu Mensch, je nach Körpergewicht, Größe und Ge-

Struktur der Schilddrüse

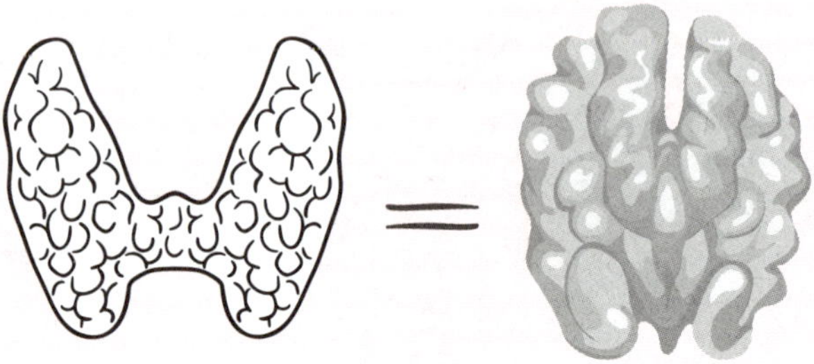

Die Schilddrüse hat viel Ähnlichkeit mit einer Walnuss.

schlecht, aber auch im Laufe des Lebens: Bei Rauchern etwa, während einer Schwangerschaft und in unterschiedlichen Zyklusphasen verändert sie beispielsweise ihre Größe. Ist ein Mensch ausgewachsen, misst das Organ im Durchschnitt neun Zentimeter in der Breite und vier Zentimeter in der Höhe. Vielleicht erscheint dir das jetzt nicht gerade groß, dennoch ist die Schilddrüse mit einem Fassungsvermögen von durchschnittlich 20 Millilitern die größte Hormondrüse in deinem Körper! Das ist viel, und schon alleine daran kannst du erkennen, welche Bedeutung die Natur dieser kleinen, aber so machtvollen Energiezentrale gegeben hat.
Doch so wirkmächtig die Schilddrüse einerseits ist, so verletzlich ist sie auf der anderen Seite. Schaut man sich die Form der Schilddrüse genauer an, so erinnern ihre beiden Drüsenlappen an einen Schmetterling. Und genauso zart und empfindlich wie die zarten Flügel eines Schmetterlings ist auch die Schilddrüse, wenn sie durch unterschiedliche Stressfaktoren irritiert und

aus ihrem natürlichen Gleichgewicht gebracht wird. Ist die Schilddrüse vergrößert, kann das auf eine Struma, also einen Kropf, einen Knoten oder eine andere krankhafte Veränderung hindeuten (*siehe Seite 45*). Bei einem Volumen von weniger als zehn Millilitern hingegen kann eine Hashimoto-Thyreoiditis vorliegen (*siehe Seite 44–48*).

DIE SCHILDDRÜSE IST EINE SCHLAUE MULTITASKERIN

Was ist denn eine Hormondrüse überhaupt? Ganz generell sind Drüsen Organe im Körper, die Flüssigkeiten absondern, so zum Beispiel die Speicheldrüsen. Diese geben Speichel direkt in den Mundraum ab, um die Nahrung zu verflüssigen und mithilfe von Enzymen, die sich im Speichel befinden, aufzuspalten. Die Hormondrüsen schütten jedoch keine Flüssigkeiten aus, sondern Hormone und geben diese direkt ans Blut ab. Auf diese Weise verteilen sich die Hormone im ganzen Körper, um später in den Zielorganen ihre Wirkung entfalten zu können. Im Gegensatz dazu findet beim Speichel die Wirkung nur lokal statt.
Hormone sind Botenstoffe. Du kannst Sie dir als kleine, flinke Postboten vorstellen, die wichtige Nachrichten zu übermitteln haben. Im Falle der Schilddrüsenhormone verbreiten sie folgende Botschaft: »Lieber Körper, liebe Zellen: Produziert doch bitte, bitte Energie und dreht den Stoffwechsel so richtig hoch!«
Durch diese »Messenger-Dienste« kommt die schlaue Schilddrüse ihrer wichtigen Rolle als Energiezentrale unseres Körpers in wunderbarer Weise nach!
Das war besonders in grauer Vorzeit wichtig, damit unsere Vorfahren beim Anblick eines Säbelzahntigers augenblicklich den

Impuls und die Kraft hatten, zu reagieren und um ihr Leben zu laufen und nicht etwa verängstigt erstarrten, wenn er vor ihnen stand. Heute haben wir es mit völlig anderen Stresssituationen zu tun, bei denen wir wach und alert sein müssen, zum Beispiel in einer wichtigen Prüfung oder bei der Gehaltsverhandlung mit dem neuen Chef. Aber das Prinzip ist dasselbe geblieben! Wenn wir uns in einer herausfordernden oder gefährlichen Lage befinden, schüttet unser Körper Stresshormone wie Adrenalin und Cortisol aus. Adrenalin wirkt auf unsere Organe ein, lässt unser Herz schneller schlagen, unterstützt unsere Beinmuskulatur, damit wir schnell wegrennen können oder lässt uns aufgeregt nach Luft schnappen. Zu viel vom Stresshormon Adrenalin kann jedoch unsere Schilddrüsenhormone hemmen. Das heißt, die kleinen Postboten können sich auch gegenseitig im Weg stehen.

DOCH WIE BEKOMMT DIE SCHILDDRÜSE DAS HIN?

Woher weiß sie, wo und wie viel Energie benötigt wird? Ganz einfach: Dein Körper steckt voller Sensoren. Die messen im Sekundentakt deine Körpertemperatur, wie viel Nahrung sich im Magen befindet, wie hoch der Blutzuckerspiegel ist, wie viel Sauerstoff im Blut zirkuliert und so weiter. Diese Informationen werden der Schilddrüse ununterbrochen zugespielt. Darüber hinaus wird sie außerdem vom Thyroidea-stimulierenden Hormon (TSH) gesteuert, das von der Hirnanhangsdrüse (Hypophyse) ausgeschüttet wird. TSH ist also kein Schilddrüsenhormon, weil es nicht in der Schilddrüse produziert wird, sondern im Gehirn. Es hilft der Schilddrüse aber bei ihrer Arbeit.
Basierend auf all diesen im Körper gemessenen Werten sowie dem TSH berechnet deine Schilddrüse den Energiebedarf im

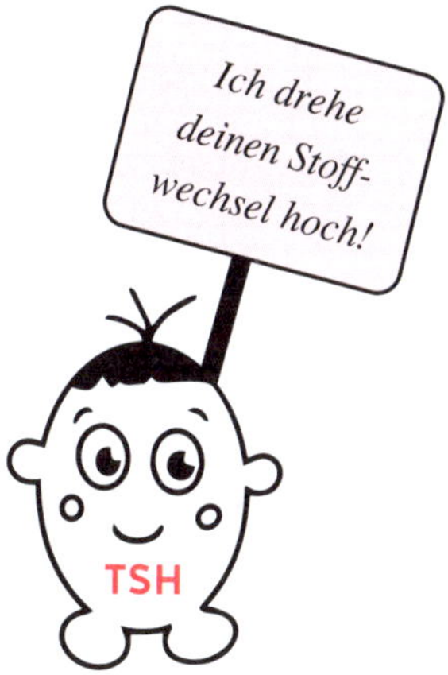

Körper und sendet entweder mehr oder weniger Hormone ins Blut, um den Stoffwechsel anzuheizen oder eben herunterzufahren – je nachdem, was gerade verlangt wird.
Wenn sich deine Schilddrüse also bester Gesundheit erfreut, läuft sie wie eine perfekt geölte Maschine! Angenommen du steigst um sieben Uhr morgens aus deinem warmen Bett, um bei Minusgraden Brötchen vom Bäcker um die Ecke zu holen, dann registriert deine Schilddrüse das jähe Absinken deiner Körpertemperatur und dreht den inneren »Thermostat« sofort hoch: Dein Körper wandelt mehr Energie in Wärme um und du frierst nicht, sondern fühlst dich wohlig warm. Außerdem erkennt die Schilddrüse punktgenau, welche Tageszeit gerade ist und weiß, dass du morgens nach dem Aufstehen Energie brauchst. Deshalb schüttet sie jetzt besonders viele Hormone aus, um dir ausreichend viel davon für den Tagesbeginn bereitzustellen. Reicht diese Hormondosis nicht aus, greifen viele Menschen zum beliebten Aufputschmittel Kaffee, um ihre morgendliche Müdigkeit zu bekämpfen. Dabei wäre das gar nicht erforderlich. Denn eigentlich sind die Schilddrüsenhormone das natürliche Koffein unseres Körpers. Befinden sich diese Hormone im Gleichgewicht, hast du so viel Energie, dass du Kaffee nur noch aus Genussgründen trinkst, aber nicht mehr zwingend brauchst, um wach zu werden und dynamisch in den Tag zu starten. Mag sein, dass du das kaum glauben kannst – aber das wäre eigentlich normal! Genau so solltest du morgens erwachen: Sind deine Hormone im Gleichgewicht, springst du voller Energie aus dem Bett und freust dich auf den Tag. Kinder machen uns das

vor. Ihre Schilddrüse läuft meistens auf Hochtouren. Sie haben in der Regel so viel Energie, dass uns Erwachsenen ihr wuseliges, aufgedrehtes Treiben manchmal ziemlich übertrieben scheint. Dabei ist das der natürliche Zustand unseres Körpers. Voller Energie, Freude und Abenteuerlust zu sein – und das den ganzen Tag. Leider haben wir im Laufe unseres erwachsenen Lebens meist vergessen, wie sich das anfühlt!

Doch die Schilddrüse spielt nicht nur für die Energiegewinnung in unserem Körper eine zentrale Rolle. Als größte Hormondrüse hat sie auch enormen Einfluss auf alle anderen Hormondrüsen. So ist es kein Wunder, dass Frauen deren Schilddrüse aus dem Gleichgewicht geraten ist, Probleme mit ihrem Zyklus bekommen, ungewollt kinderlos bleiben oder besonders ungemütliche Wechseljahre erleben. Die Schilddrüse beeinflusst darüber hinaus auch die Hormondrüsen im Verdauungstrakt, zum Beispiel die Bauchspeicheldrüse, die neben Insulin auch andere Verdauungshormone produziert.

Aber nicht nur andere Hormondrüsen werden durch die powervolle Multitaskerin Schilddrüse beeinflusst, sondern auch zahlreiche weitere Organe und Organfunktionen in deinem Körper wie die:

- Darmfunktion und -motorik,
- Fettverbrennung,
- Gehirnzellen und Zellen des Nervensystems,
- weibliche Geschlechtsorgane,
- Muskelaktivität,
- Nebennieren,
- Schweiß- und Talgdrüsen,
- und das Haarwachstum.

OHNE SCHILDDRÜSENHORMONE GEHT ES NICHT

Die Schilddrüse wurde in der medizinischen Forschung lange Zeit unterschätzt. Leonardo da Vinci hat um 1500 eine anatomische Zeichnung angefertigt, in der die Schilddrüse zwar eingezeichnet war, aber nicht als größte Hormondrüse, sondern als reines Füllorgan. Man ging also jahrhundertelang davon aus, dass die Schilddrüse nur ein Platzhalter ist, dazu bestimmt, einen leeren Raum im Hals zu füllen.
Erst Mitte des 19. Jahrhunderts wurde die Wichtigkeit der Schilddrüse erstmals dokumentiert. Endlich hatten Mediziner erkannt, welche enormen Auswirkungen es auf den menschlichen Körper hat, wenn dieses kleine Organ aus dem Gleichgewicht gerät. Heute weiß man: Die Schilddrüse ist lebensnotwendig! Ohne Schilddrüsenhormone geht es im Körper nun einmal nicht! Jede einzelne Zelle ist von den Schilddrüsenhormonen abhängig. Jede! Hättest du das gedacht? Vermutlich nicht. Gehört nicht unbedingt zum Allgemeinwissen oder zu den Sachen, die wir im Biologieunterricht lernen. Schauen wir uns daher zunächst an, was da in den Zellen eigentlich vor sich geht!

ENERGIEGEWINNUNG IN DEN ZELLEN

In jeder deiner 30 Billionen Körperzellen werden Nährstoffe in Energie umgewandelt. Dazu wird alles, was du isst – jedes Stückchen Schokolade, jeder Apfel, jeder Bissen Käse –, von deinem Darm in kleinste Bausteine zerlegt, die anschließend über das Blut zu den Zellen transportiert werden. Dort werden die Nahrungsbausteine, vor allem Glukose, zu Energie also zu Adenosin-Tri-Phosphat (ATP) umgewandelt. ATP ist unsere körpereigene »Währungseinheit« für Energie. Diese Energie wieder-

Nahrung wird zu Energie

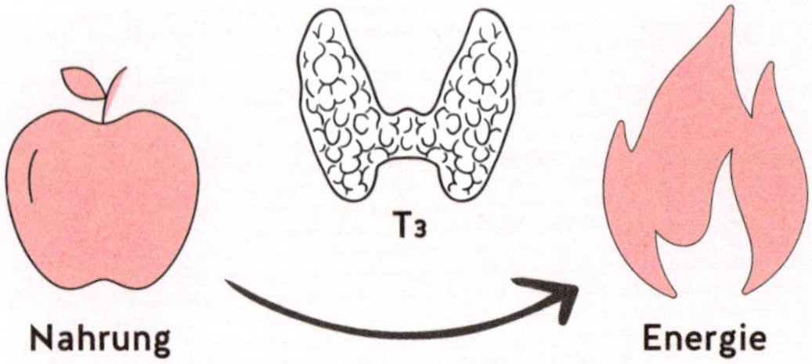

Ohne das Schilddrüsenhormon Trijodthyronin (T3) können Nährstoffe, die wir über unsere Nahrung zu uns nehmen, nicht in Energie umgewandelt werden.

um wird für viele weitere Prozesse in unserem Körper benötigt, wie etwa die Entgiftung, die Hormonbildung oder den Kälte-Wärme-Ausgleich. Exakt für diesen wichtigen Umwandlungsschritt, nämlich Nahrung in Energie zu verwandeln, werden die Schilddrüsenhormone benötigt! Um ganz genau zu sein: Es handelt sich um das aktive Schilddrüsenhormon Trijodthyronin, kurz T3, das für diese Verwandlung zuständig ist.

Dieser Prozess der Energiegewinnung erklärt auch, warum du im Falle einer Schilddrüsenunterfunktion (lat.: *Hypothyreose*) oft frierst, dich träge fühlst und gleichzeitig nicht oder nur schwer abnehmen kannst. Funktioniert dieser Umwandlungsprozess in den Zellen nämlich nicht gut, dann kann Nahrung nicht mehr in ausreichender Menge in Energie umgewandelt werden. Mit den bekannten Folgen: Du frierst schnell und jeder

Bissen landet direkt auf deinen Hüften. Wenn du also zu den Menschen gehörst, die das Gefühl haben bereits beim bloßen Betrachten eines Stückchens Schokolade zuzunehmen, dann ist das nicht nur Einbildung! Vielmehr könnte deine Schilddrüse ins Ungleichgewicht geraten sein.

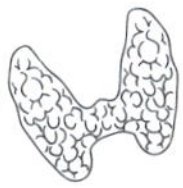

DAS MEINT DIE SCHILDDRÜSE!

Hallo, ich bin's, deine Schilddrüse! Ich werde mich im Buch immer wieder persönlich zu Wort melden, um so manche Falschinformation über mich zurechtzurücken. Oft wird mir nämlich die Schuld dafür zugeschoben, dass der Stoffwechsel immer langsamer wird. In der Vorstellung vieler Menschen bin ich »die Böse«. Dabei will ich dich und deinen Körper einfach nur beschützen! Ich will dir keinesfalls schaden, sondern dich davor bewahren, zu verhungern! Ich kann ja nie wissen, wann es mal wieder Nahrungsnachschub gibt. Deshalb schraube ich vorsichtshalber lieber mal den Stoffwechsel runter, damit wir beide auch mit wenig Nahrung überleben können und nicht ausbrennen. Ich handle also in unser beider Sinn und nicht gegen dich. Aber ich brauche dazu deine Kooperation! Machst du mit?

TABLETTEN – NICHT IMMER DAS ALLHEILMITTEL

Als Standardtherapie werden bei Schilddrüsenunterfunktion und Hashimoto Schilddrüsentabletten wie L-Thyroxin verschrieben. L-Thyroxin, ein künstlich hergestelltes Schilddrüsenhormon, ist nach Schmerzmitteln das am häufigsten verschriebene Medikament in Deutschland. Die Kosten, die durch

die Behandlung von Schilddrüsenerkrankungen entstehen, belaufen sich alleine in Deutschland auf eine Summe im Milliardenbereich – pro Jahr. Das Fatale dabei: Leider fühlen sich viele Menschen trotz regelmäßiger Einnahme von Schilddrüsenmedikamenten nicht wirklich besser. Auch wissenschaftliche Studien untermauern immer wieder, dass gute Schilddrüsenhormonspiegel sich in vielen Fällen leider nicht auch positiv auf das Befinden auswirken. Oft bleiben die Symptome bestehen. Was also muss passieren, damit sich nicht nur die Blutwerte verbessern, sondern auch die Beschwerden zurückgehen?
Die Antwort auf diese Frage ist nicht einfach. Leider reicht es nämlich nicht aus, die Schilddrüse dazu zu bringen, wieder mehr Hormone zu produzieren: Die Schilddrüsenhormone müssen in eine aktive Form umgewandelt und dann auch noch zu den Zellen transportiert werden. Damit dieser Prozess funktioniert, braucht es ein gut geöltes System, das Drei-Schritte-Schilddrüsen-Aktivierungssystem (*siehe Infografik rechte Seite und* Schilddrüsen-Aktivierung *Seite 211–219*).
Zunächst geht es darum, dass deine Hormonproduktion wieder in Gang kommt. Deine Schilddrüse produziert hier vor allem das inaktive Schilddrüsenhormon Thyroxin, kurz T4. In Schritt zwei muss dieses noch nicht aktive Hormon aktiviert werden. Diese Aktivierung findet hauptsächlich in der Leber und im Darm statt. Im dritten Schritt geht es darum, dass die aktiven Hormone auch bis zu den Zellen und in sie hinein gelangen können. Dazu werden Transportproteine und Enzyme benötigt. Erst wenn alle diese Schritte miteinander verzahnt sind, kann die Energiegewinnung in den Zellen funktionieren.
Die meisten Ärztinnen und Ärzte konzentrieren sich bei der Behandlung einer Schilddrüsenunterfunktion allerdings alleine auf

Drei-Schritte-Schilddrüsen-Aktivierungssystem

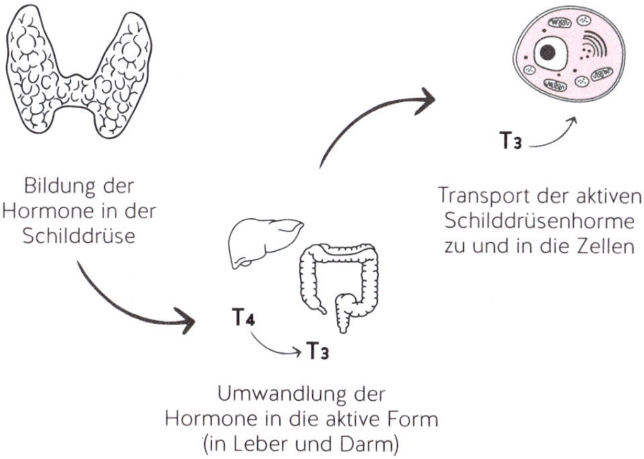

Es reicht nicht, einfach den Schilddrüsenhormonspiegel zu erhöhen. Erst wenn die Hormone, in Leber und Darm, in ihre aktive Form umgewandelt und in ihren Zielzellen angekommen sind, können sie ihren Job machen.

die Gabe von L-Thyroxin (T4). Dabei handelt es sich allerdings lediglich um das inaktive Schilddrüsenhormon! Durch die Einnahme von T4 wird also nur der erste Schritt gemacht. Bei den meisten Menschen funktionieren jedoch weder Schritt zwei noch Schritt drei. Sie können also so viele T4-Tabletten einnehmen, wie sie nur wollen, die Energie wird trotzdem nicht in den Zellen ankommen. Ein klassisches Dilemma!
Als nächsten Ausweg werden dann häufig T3-Tabletten verschrieben – also Trijodthyronin. Dabei handelt es sich zwar um

Schlüssel-Schloss-Prinzip

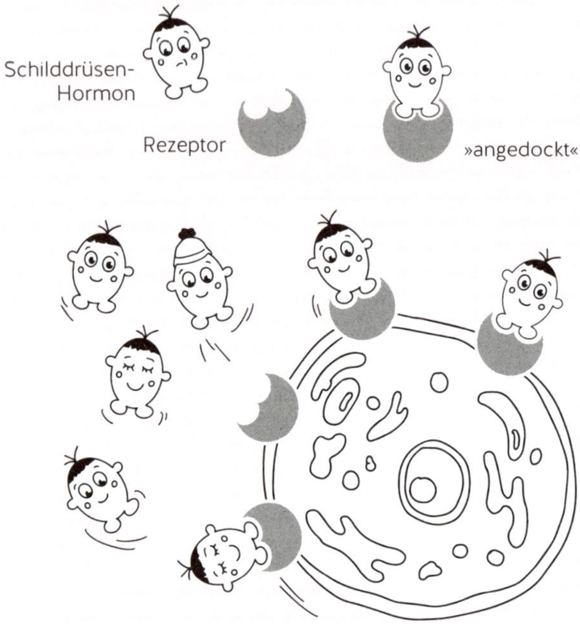

Die Schilddrüsenhormone (Schlüssel) können nur dann in die Zellen gelangen, wenn genug Transportproteine und Rezeptoren (Schlösser) vorhanden sind: pro Hormon ein Schloss.

die aktiven Schilddrüsenhormone, doch bedeutet das nicht automatisch, dass sie bis zu den Zellen vordringen. Warum? Weil der menschliche Körper ausgesprochen schlau ist! Nur weil wir oben viel reinwerfen, heißt das noch lange nicht, dass viel in der Zelle ankommt. Das liegt am sogenannten Schlüssel-Schloss-Prinzip.

Das Schilddrüsenhormon ist der »Schlüssel«! Und es kann nur in die Zellen gelangen und zum Zellkern vordringen, wenn es ein »Schloss« findet, um einzutreten. Wenn du deinem Körper also durch die Einnahme von Schilddrüsenhormonen (egal, ob künstliche oder natürliche Schilddrüsenhormone vom Schwein) ganz viele »Schlüssel« zuführst, dein Körper jedoch keine »Schlösser« produziert, können die Hormone nicht in deine Zellen gelangen und die Symptome aufgrund des verlangsamten Stoffwechsels bleiben bestehen. Eigentlich logisch, nicht? Viel wichtiger, als einfach mehr und mehr Medikamente einzunehmen, ist es also, herauszufinden, warum dein Körper die Anzahl der Rezeptoren (Schlösser) überhaupt reduziert hat. Also zu ergründen, was die tatsächlichen Ursachen sind, die deinen Körper dazu bringen, den Stoffwechsel zu drosseln. Hinzu kommt, dass man durch neueste Studien inzwischen weiß, dass die Schilddrüse nicht nur ein einziges Hormon – nämlich T4 – produziert, sondern über 20 weitere. Das macht die Sache noch komplexer. Kein Wunder also, dass es bei einer Schilddrüsenunterfunktion nicht reichen kann, nur T4 einzunehmen. Auch das kann eine Ursache dafür sein, warum es dir unter Umständen, trotz »guter Blutwerte«, immer noch nicht besser geht. Um dich langfristig besser zu fühlen und deinen Stoffwechsel durch die Schilddrüsenhormone korrekt und kraftvoll anzutreiben, gilt es, ganzheitlich an die Sache heranzugehen: Es geht also darum herauszufinden, an welchen Stellen im System eventuell Fehler auftreten und wo du vielleicht durch eine falsche Ernährungsweise oder durch deinen Lebensstil dein System im Augenblick noch zusätzlich negativ belastest.

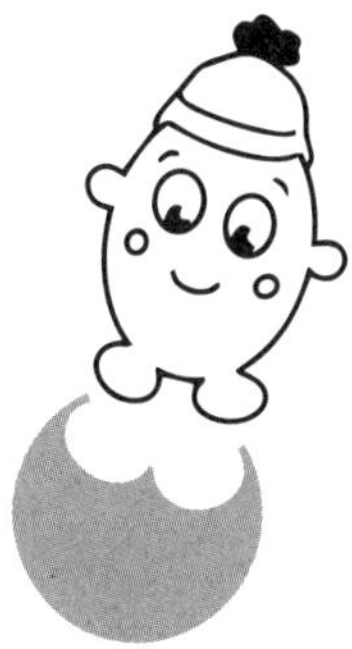

FRAUEN UND SCHILDDRÜSE – EINE GANZ BESONDERE BEZIEHUNG

Hast du häufig kalte Füße? Viele Frauen kennen dieses Problem. Kein Wunder, sind sie es doch oft, die »Schilddrüse haben«. Auch Hashimoto (*siehe Seite 44–47*) tritt zehnmal häufiger bei Frauen auf, als bei Männern. Aber warum ist das so? Was machen Frauen anders oder was unterlassen sie? Und was unterscheidet die weibliche Schilddrüse von der männlichen?

Dass die Schilddrüse bei Frauen kleiner ist als bei Männern, hat natürlich auch mit der meist geringeren Körpergröße zu tun (*siehe Seite 9–10*). Darüber hinaus gibt es aber noch einen anderen, wesentlichen Unterschied: Bei Frauen verändert sich die Schilddrüse im Laufe des weiblichen Zyklus. In der zweiten Zyklushälfte ist sie beispielsweise größer als in der ersten.

SANDRA

Starke Hormonschwankungen überfordern die Schilddrüse

Sandra hat sehr lange die Verhütungspille genommen und keinerlei Probleme damit gehabt. Als sie und ihr Mann sich Kinder wünschen, setzt sie die Pille ab und wird beinahe sofort schwanger. Während der Schwangerschaft bemerkt ihr Arzt, dass ihre Schilddrüsenwerte weit entfernt von optimal sind und verschreibt ihr Schilddrüsentabletten. Nachdem das Baby auf der Welt ist, geht es Sandra trotz der großen Freude über ihren Sohn zunehmend schlechter. Sie ist viel müder als andere junge Mütter in ihrem Freundeskreis. Sie fühlt sich unheimlich schlapp, und alles, was sie tut, erfordert höchste Kraftanstrengung. Ihre Haare fallen ihr büschelweise aus und wollen nicht mehr richtig nachwachsen. Außerdem ist Sandra ständig kalt. Hinzu kommen permanente Kopfschmerzen und das unangenehme Gefühl von

»Watte im Kopf«. Sandra kann sich nicht mehr richtig konzentrieren und fühlt sich »wie hinter einem nebelhaften Schleier, der alles dämpft«. Sie schleppt sich mühsam durch ihren Alltag und hat kaum die Kraft, sich um ihr Baby zu kümmern, was sie ganz besonders belastet. Als sie sich an ihren Arzt wendet, erhöht dieser die Dosis der Schilddrüsenmedikamente und verspricht Besserung. Doch die Medikation schlägt nicht an, die Symptome bleiben. Laut ihres Arztes ist Sandra jetzt »gut eingestellt«. Sie fühlt sich aber definitiv alles andere als gut.

Die Schilddrüse steht also im Wechselspiel mit den weiblichen Sexualhormonen. Je nach Hormonstatus muss sie sich schnell anpassen und verändern. Leider zeigt sich das auch daran, dass viele Frauen durch die jahrelange Einnahme der Pille oder anderer hormoneller Verhütungsmittel das natürliche Hormongleichgewicht ihrer Schilddrüsen negativ beeinflusst haben. Studien zeigen, dass Frauen, die die Pille nehmen, eine durchschnittlich kleinere Schilddrüse haben als Frauen, die sie nicht einnehmen. Sehr oft kommen auch Frauen zu mir in die Beratung, die immer eine gesunde Schilddrüse hatten und nach dem Absetzen der Pille oder nach der Schwangerschaft plötzlich an heftigen Schilddrüsenproblemen leiden.
Sandras Fall macht deutlich, dass sich die Veränderungen der Hormonspiegel durch das Absetzen der Pille und die rasch darauf folgende Schwangerschaft die Schilddrüse ordentlich aus der Bahn geworfen haben. Die Einnahme von Schilddrüsentabletten hat bei Sandra keine Besserung ihrer Symptome bewirkt. Mit ihrem Latein am Ende kam Sandra verzweifelt zu mir in die Beratung. Gemeinsam begannen wir damit, Sandras Schilddrü-

se auf natürliche Weise wieder zu stärken und den durch die Schwangerschaft ausgelösten Nährstoffmangel auszugleichen – und zwar mithilfe einer schilddrüsengerechten Ernährung (*siehe Seite 147–222*). Bereits nach relativ kurzer Zeit besserten sich die Symptome, die Sandra am meisten zu schaffen machten: Der Schleier vor den Augen und der Nebel im Kopf lichteten sich, ihre Müdigkeit ließ nach und machte neuer Energie Platz.

Frauen haben häufiger Schilddrüse

Tatsache ist: Frauen sind anders als Männer, vor allem, was ihren natürlichen Hormonhaushalt betrifft, und das hat auch Auswirkungen auf die Gesundheit der Schilddrüsen:

→ Veränderungen des Hormonspiegels durch den Zyklus, hormonelle Verhütungsmittel, Schwangerschaften und die Wechseljahre haben Einfluss auf die Schilddrüse. Männer dagegen »haben häufig Prostata«, was auch keine Kleinigkeit ist.

→ Fast jede Frau probiert im Laufe ihres Lebens mehrere Diäten aus. Konkret: 77 Prozent aller Frauen haben schon mindestens einmal im Leben eine Diät gemacht. Bei den Männern sind es nur 40 Prozent. Das Trauerspiel Diät beginnt leider schon früh: im Teenageralter. Bereits jede vierte Zwölfjährige gibt an, sie habe schon mal eine Diät gemacht, um abzunehmen.

KALORIENVERBRAUCH – DIE SCHILDDRÜSE ENTSCHEIDET!

Ausnahmslos alle Diäten, die auf Kalorienreduktion ausgelegt sind, sind riskant und »beleidigen« die Schilddrüse nachdrücklich. Das betrifft Männer und Frauen in gleicher Weise. In diesem Punkt herrscht Gleichberechtigung. Hier die Erklärung in Kurzform: Kalorienreduzierte Diäten führen langfristig zu einem niedrigeren Grundumsatz und somit auch zu einem langsameren Stoffwechsel. Der Körper passt sich an diese Form der künstlichen Hungersnot an. Er lernt, mit weniger auszukommen, und sofort laufen alle Prozesse langsamer ab. Die Schilddrüse nimmt wegen der Verknappung von Nahrung ihre Aufgabe als zentrale Energiesteuerungsinstanz gewissenhaft wahr und sorgt augenblicklich dafür, dass weniger Nährstoffe in Energie umgewandelt, jedoch als Reserven für die nächste »Hungersnot« eingelagert werden (*siehe Seite 153–159*). Wo diese Reserven landen, kannst du dir sicher denken.

DER UNVERMEIDLICHE JO-JO-EFFEKT

Auch ich habe jahrelang mit meinem Gewicht gekämpft und eine ebenso lange wie erfolglose Diätenkarriere hinter mir. Viele Jahre meines Lebens kreisten meine Gedanken hauptsächlich darum, wie ich am besten und schnellsten abnehmen könnte. Ständig habe ich versucht, weniger Kalorien zu mir zu nehmen, Kohlenhydrate zu reduzieren oder gar ganz wegzulassen. Unzählige »Wundermittel« habe ich ausprobiert, die die findige Diätindustrie so im Repertoire hat. Das funktionierte mal besser, mal schlechter – aber immer nur vorübergehend. Kurze Zeit später waren die Kilos nicht nur wieder drauf, sondern hatten sich wundersamer Weise sogar noch fröhlich vermehrt. Erst als ich endlich verstanden hatte, dass meine Schilddrüse dasjenige Organ in meinem Körper ist, das den Kalorienverbrauch reguliert, sah ich schließlich Licht am Ende des Tunnels meines Jo-Jo-Gewichtsweges. Völlig fasziniert von der Tatsache, dass es die Schilddrüse ist, die darüber entscheidet, wie viele Kalorien mein Körper verbraucht (*siehe Seite 54–56*), wollte ich mehr darüber erfahren und machte mich an die Entdeckung der Geheimnisse der Schilddrüse.

So viel schon einmal vorweg: Der tägliche Kalorienverbrauch deines Körpers ist bei Weitem keine in Stein gemeißelte Zahl, die fix für immer feststeht und sich nie ändert! Insofern ist auch diese Standardaussage, die ich leider immer wieder höre, nämlich dass Frauen pro Tag grundsätzlich 2000 Kilokalorien verbrauchen würden, nichts weiter als ein Märchen. In Wahrheit lässt sich der Kalorienverbrauch jederzeit nach oben oder nach unten verschieben. Er ist nämlich vor allem davon abhängig, wie gut du deinen Körper behandelst und wie viele oder wie wenige Hungerdiäten du machst!

DENKFEHLER!

Du nimmst mit Sicherheit nicht nachhaltig ab, wenn du dich auf Teufel komm raus kasteist und jedem kulinarischen Genuss entsagst. Überlege daher lieber, ob und wie du deine Schilddrüse beleidigt haben könntest. Im Gegensatz zu einer Schilddrüse, die sich in die Unterfunktion begeben hat, sorgt eine gesunde Schilddrüse für eine Erhöhung deines Grundumsatzes um 20 bis 40 Prozent – was automatisch zu einem höheren Kalorienverbrauch führt. Und so eine Erhöhung kann, je nach Alter und Körpergröße, schon mal locker 300 bis 600 Kilokalorien pro Tag ausmachen!

Warum ist das so? Die Schilddrüse steuert deinen Stoffwechsel. Je effizienter sie Nährstoffe in Energie, also Wärme, umwandeln kann, desto mehr Kalorien verbraucht der Körper! Je besser deine Stoffwechsel- oder Metabolismusrate ist, desto höher ist der Grundumsatz, also die Menge an Energie, die dein Körper in vollständiger Ruhe verbrennt (*siehe Seite 55*). Also auch dann, wenn du nur faul auf dem Sofa liegst. Genau deshalb ist die Körpertemperatur auch ein klares Indiz für die Schilddrüsenfunktion! Denn je höher sie ausfällt, desto schneller ist der Stoffwechsel insgesamt und desto rascher kommen meist auch die Schilddrüsenhormone in die Zellen.

AUF DEN (SCHILDDRÜSEN)PUNKT GEBRACHT

→ Die Schilddrüse ist die größte Hormondrüse im Körper.

→ Schilddrüsenhormone werden in jeder Zelle benötigt und steuern unseren kompletten Stoffwechsel.

→ Je aktiver deine Schilddrüse und je besser dein Stoffwechsel, desto höher ist dein Kalorienverbrauch.

→ Die Einnahme von Schilddrüsenmedikamenten ist kein Garant dafür, dass die Symptome verschwinden, selbst wenn die Blutwerte in der Norm liegen.

→ Von Schilddrüsenerkrankungen sind vor allem Frauen betroffen – oft durch jahrelanges Diäthalten oder durch Hormonschwankungen aufgrund der Pille, einer Schwangerschaft oder der Wechseljahre.

Wenn die Schilddrüse aus dem Gleichgewicht gerät

Die Schilddrüse ist also in hohem Maße für dein Wohlbefinden zuständig. Ist sie gesund und munter, fühlst du dich ausgeglichen, leistungsstark und bist zufrieden. Gerät sie aber aus dem Gleichgewicht, kann das Pendel in zwei Richtungen ausschlagen. Es entwickelt sich entweder eine Über- oder eine Unterfunktion der Schilddrüse.

ZAPPELPHILIPP OHNE ENDE – DIE ÜBERFUNKTION

Bei einer Überfunktion ist die Schilddrüse »überaktiv«, das heißt, sie produziert mehr Hormone, als der Körper eigentlich bräuchte. In der Folge haben Menschen mit einer Schilddrüsenüberfunktion einen sehr schnellen Stoffwechsel. Sie können nach Herzenslust essen, was und so viel sie wollen und nehmen trotzdem nicht zu – weil ihr Motor immer auf Hochtouren läuft. »Wunderbar, das will ich auch!«, denkst du jetzt vielleicht. Und ja, es stimmt, auf den ersten Blick scheint eine Schilddrüsenüberfunktion der wahr gewordene Traum jeder Frau zu sein. Aber Vorsicht, so toll ist das leider nicht. Denn es ist alles andere als angenehm, mit einer Überfunktion zu leben. Menschen mit Schilddrüsenüberfunktion leiden an starker innerer Unruhe und Nervosität. Das zeigt sich zum Beispiel an ständig zitternden Händen und starkem Herzklopfen. Menschen, die an einer Überfunktion leiden, sind außerdem oft sehr dünn oder sogar mager, schwitzen selbst bei Kälte und fallen durch ihre extreme Fahrigkeit auf. Es ist im Alltag definitiv nicht einfach, mit solchen Phänomenen »zu funktionieren«. Mit diesen Symptomen ist es nicht leicht, im Job professionell und gelassen zu wirken. Also alles in allem kein erstrebenswerter Zustand, sondern eine ebenso belastende und ernstzunehmende Erkrankung wie eine Schilddrüsenunterfunktion.

Während man sich bei einer Unterfunktion eher müde und träge fühlt, spüren Menschen mit einer Überfunktion eine permanente Rastlosigkeit und haben häufigen Stuhlgang. Statt an einem niedrigen Puls leiden sie eher an galoppierendem Herzrasen, ihre Haut ist warm, aber auch feucht. Überhaupt wird ihnen schnell heiß und sie schwitzen häufig stark, was in manchen Situationen sehr unangenehm sein kann.

Medizinisch wird eine Überfunktion oft über einen erniedrigten TSH-Wert (*siehe Seite 34 und 85*) und erhöhte T3- und T4-Spiegel diagnostiziert. Als Standardtherapie werden dann Thyreostatika, sogenannte Schilddrüsenblocker, verschrieben. Diese Blocker sollen verhindern, dass die Schilddrüse weiterhin so viele Hormone bildet oder freisetzt. Leider können Thyreostatika auch zahlreiche Nebenwirkungen haben. So können sie Gelenkschmerzen, Allergien oder Leberschäden verursachen. Und um es noch ein wenig komplizierter zu machen, können Überfunktionen auch nur phasenweise auftreten. Viele meiner Klientinnen haben mir berichtet, dass auf eine kurze Zeit der Überfunktion eine lange Phase der Unterfunktion folgte, die sich äußerst hartnäckig hielt. Bei vielen Frauen wechseln sich die Symptome der Über- und Unterfunktion sogar regelmäßig

Überfunktion oder Unterfunktion?

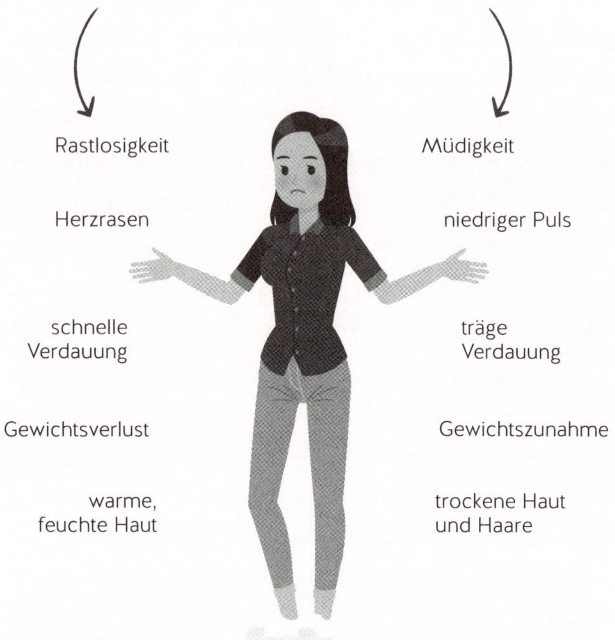

Sowohl eine Überfunktion als auch eine Unterfunktion der Schilddrüse sind belastend und tragen nicht gerade zum Wohlbefinden bei.

ab. Die Schilddrüse ist dann durch verschiedene interne oder externe Faktoren so sehr aus dem Gleichgewicht geraten, dass sie an einem Tag viel zu viele und am nächsten viel zu wenig Hormone produziert! Typisch ist dann, dass man heute total rastlos, hibbelig und nervös ist, am nächsten Morgen dagegen völlig müde und schlapp ist und am liebsten nur auf der Couch bleiben möchte. Diese Achterbahn der Gefühle und Befindlich-

keiten ist nur schwer zu ertragen und lässt weder ein dynamisch-aktives noch ein entspanntes Leben zu.
Das zeigt wieder einmal, was für ein hochsensibles und empfindsames Organ die Schilddrüse ist: Einmal ins Ungleichgewicht geraten, ist es gar nicht so leicht, sie wieder unter Kontrolle zu bekommen. Andererseits solltest du immer im Hinterkopf behalten, dass sie so reagiert, wie sie reagiert, um dich und deinen Körper zu schützen! Und daraus können wir viel lernen, wie du bald noch sehen wirst.

PLÖTZLICHE SCHILDDRÜSENÜBERFUNKTION – WIESO?

Auch für Menschen mit Schilddrüsenunterfunktion oder auch Hashimoto ist es in folgenden Situationen überaus hilfreich, die Symptome einer Schilddrüsenüberfunktion zu kennen (*siehe Abbildung linke Seite*). Denn trotz Unterfunktion kann das Pendel unvermittelt in Richtung Überfunktion ausschlagen. Mit dem Gleichgewicht ist es halt so eine Sache.

Die Schilddrüse heilt

Wenn du beginnst, deine Schilddrüse durch eine Ernährungsumstellung (*siehe Seite 147–222*) und durch neue hormonfreundliche Alltagsroutinen (*siehe Seite 223–239*) wieder auf natürliche Weise zu aktivieren, kann es passieren, dass du in eine Überfunktion rutschst. Falls du das anhand der beschriebenen Symptome bemerkst, suche bitte eine Ärztin oder einen Arzt auf! Meist wird dann sofort die Dosis der künstlichen Schilddrüsenhormone, die du einnimmst, herabgesetzt. Wenn deine Schilddrüse wieder vermehrt selbst Hormone bildet oder diese besser in deine Zellen gelangen, sind die Hormontabletten einfach zu viel des Guten.

Zu hohe Dosierung von L-Thyroxin

Viele Frauen bemerken kurz nach einer Dosiserhöhung ihres Schilddrüsenmedikaments, dass sie Symptome einer Überfunktion bekommen, der Stoffwechsel aber trotzdem noch langsam ist und sie nicht abnehmen können. Dieses Worst-Case-Szenario braucht niemand! Entstehen kann es durch eine zu hohen Dosierung von L-Thyroxin (T4). Halte auch dazu unbedingt Rücksprache mit deiner Ärztin oder deinem Arzt, damit die Dosierung gegebenenfalls herabgesetzt werden kann.

Die Gabe einer hohen Dosis von L-Thyroxin (T4) führt nicht zwangsläufig dazu, dass der Stoffwechsel angeregt wird. Das übergeordnete Ziel, den Stoffwechsel auch auf Zellebene zu steigern, bleibt bei vielen Betroffenen aus. Deshalb ist es so wichtig, zu wissen und zu erkennen, warum der Körper den Stoffwechsel drosseln will und keine Schilddrüsenhormone in seine Zellen lässt, also zu wenig Rezeptoren produziert.

HILFE, KAFFEE DRINGEND GEBRAUCHT – DIE UNTERFUNKTION

Ich bin fest davon überzeugt, dass der Kaffeekonsum in Deutschland auch deshalb von Jahr zu Jahr steigt, weil immer mehr Menschen an einer Schilddrüsenunterfunktion leiden! Während eine Schilddrüsenüberfunktion sehr selten und oft auch nur phasenweise auftritt, gehen etwa 90 Prozent der gesamten Schilddrüsenproblematiken auf eine Unterfunktion zurück! Das ist sehr, sehr viel. Und, wie ich früher, werden viel zu viele Menschen massiv kaffeesüchtig, hangeln sich, von einer Kaffeepause zur nächsten, fast schon zombiehaft, durch ihren Tag und finden das alles auch noch total normal.

WIE ES MIR GING
Ohne Kaffee zu nichts mehr zu gebrauchen

Der Genuss von Kaffee hat mir immer eine spezielle, sinnliche Freude bereitet: Der Duft frisch gemahlener Kaffeebohnen, der vielversprechende Dampf, der aufsteigt, wenn der Kaffee aufgebrüht wird. Dann der erste Schluck des köstlichen braunen Goldes, das die Zunge umhüllt und geschmeidig die Kehle hinabgleitet. Ein immer wieder himmlisches Erlebnis, an das ich mich gewöhnt hatte, und das ich nicht mehr missen wollte. Dass dieser Genuss bereits dabei war, in ein akutes Gefühl des »ich brauche das« überzugehen, war mir lange nicht bewusst.
Bis ich eines Tages verschlief und keine Zeit mehr für meine Tasse Kaffee zum Aufwachen hatte, wenn ich pünktlich im Job sein wollte. Ich schwang mich also ohne meinen üblichen Muntermacher aufs Rad und fuhr wie im Nebel durch die Stadt. Im Büro angekommen lief ich, wie ferngesteuert, in die Küche und wankte mit letzter Kraft auf die Kaffeemaschine zu. Doch an der Vorderseite des mächtigen Geräts prangte ein Schild: DEFEKT! SERVICE-TECHNIKER INFORMIERT schrie es mir da in großen Lettern entgegen. Das darf doch nicht wahr sein! Ich stand, mich noch im Tiefschlaf fühlend, vor einer »toten« Kaffeemaschine und sollte gänzlich ohne meinen geliebten Kaffee durch den Tag kommen? Unmöglich! »Ah, ich habe doch noch Instant-Kaffee in meiner Schreibtischschublade«, fiel mir ein. Doch Irrtum! Ich fand alles Mögliche, nur leider keinen Kaffee.
Also gut, dachte ich resigniert, einen Tag werde ich wohl ohne Kaffee überleben. Ich fuhr den PC hoch und machte mich an die Arbeit. Während sich mein E-Mail-Postfach öffnete, musste ich schon das erste Mal gähnen. Seltsam, hatte ich doch über acht Stunden geschlafen. Mühsam schleppte ich mich durch den Vor-

mittag. Lebendiger wurde ich nur, wenn ich in kurzen Abständen immer mal wieder in die Büroküche pilgerte, um zu checken, ob die Maschine inzwischen repariert war. Doch nichts! Das DEFEKT!-Schild schien mich höhnisch anzugrinsen. Wie in Trance kehrte ich immer wieder an meinen Arbeitsplatz zurück und versuchte, den Anschein einer hellwachen Hannah zu erwecken. Im Laufe des Nachmittags wurde es immer schlimmer – ständig fielen mir die Augen zu. Ich sehnte den Feierabend herbei. Dann, um 17 Uhr, war es endlich so weit: Ich schaltete den Computer aus, packte meine Tasche und radelte durch einen Wattenebel nach Hause. Dort plumpste ich total erschöpft aufs Sofa und hakte diesen kaffeelosen Tag als total verloren ab.
Auch wenn dieser Schilderung eine gewisse Komik innewohnt, hat die beschriebene Situation dennoch einen ernsthaften Hintergrund. Damals wurde mir klar, dass ich mich trotz mehrerer Tassen Kaffee am Tag immer müde und schlapp fühlte. Regelmäßig fiel ich in ein Müdigkeits-Tief – bis zum nächsten Kaffee und wieder zum nächsten … Ein fataler Kreislauf hatte begonnen!

Bei den meisten Frauen wird eine Schilddrüsenunterfunktion diagnostiziert, wenn der TSH-Wert über vier Milli-Einheiten (Units) pro Liter Blut (> 4,0 mU/l) liegt. Manche Ärzte sehen den Normbereich zwischen 0,3 bis 2,5 mU/l. Einige Ärzte messen auch noch die frei im Blut umherschwimmenden T4- und T3-Hormone. Auch hier können zu niedrige Werte auf eine Schilddrüsenunterfunktion hinweisen.
Viele Frauen leiden aber auch unter einer »versteckten« Unterfunktion, also einer latenten oder subklinischen Unterfunktion der Schilddrüse. Dabei kann der TSH-Wert erhöht sein und der

T4-Spiegel im Normbereich liegen, oder aber die Unterfunktion lässt sich noch gar nicht über die Blutwerte nachweisen.
Im vierten Kapitel werde ich noch einmal näher darauf eingehen, warum ich keine Freundin davon bin, sich alleine auf die Blutwerte zu verlassen. Dafür habe ich in meinen Gesprächen und Konsultationen mit über 1000 Frauen zu viele gegenteilige Erfahrungen gemacht. Denn auch wenn deine Blutwerte »in der Norm« liegen, kann es sein, dass du an einer Unterfunktion der Schilddrüse leidest und dein Stoffwechsel verlangsamt ist – mit allem, was dazu gehört. Diese Tatsache kann gar nicht oft genug betont werden!

GRÜNDE FÜR DEN HORMONMANGEL

Eine Schilddrüsenunterfunktion zu haben bedeutet, dass zu wenige aktive Schilddrüsenhormone in den Zellen ankommen. Für diesen Hormonmangel kann es drei Gründe geben:

1. Die Schilddrüse produziert zu wenige Hormone.
2. Die Umwandlung der Schilddrüsenhormone in die aktive Form in Leber, Darm und Gewebe ist gehemmt.
3. Die aktiven Hormone können nicht zu oder in die Zellen transportiert werden.

Ganz egal, was die Ursachen für den Hormonmangel sind: Kommen am Ende nicht genug aktive Schilddrüsenhormone in deinen Zellen an, läuft dein Stoffwechsel nur noch auf Sparflamme. Jede Pizza, jedes Sandwich, jeder Obstsalat – oder was immer du zu dir nimmst – landet auf deinen Hüften! Einfach deswegen, weil die Nährstoffe nicht mehr entsprechend in Energie umgewandelt werden können. Dadurch, dass alle Stoffwechselprozesse extrem langsam ablaufen, bist du ständig müde, und der flehende Ruf »Hilfe, wo finde ich schnell den nächsten Kaffee?« wird zum Mantra deiner Tage.

ANJA
Starkes Bedürfnis nach Rückzug

Anja leidet schon seit Jahren an Schilddrüsenunterfunktion. Das belastet sie sehr, da sie jeden Morgen nur schwer aus dem Bett kommt und nachmittags regelmäßig ein Leistungstief hat. Kaffee ist zu ihrem besten Freund geworden, aber sie braucht von Tag zu Tag mehr davon, um wach zu werden und zu bleiben. Sie hat inzwischen sogar Angst, ihren Job zu verlieren, weil es ihr extrem schwerfällt, sich auf ihre Arbeit zu konzentrieren und ihr immer wieder Flüchtigkeitsfehler unterlaufen. Ihre berufliche Motivation tendiert gegen null. Sie muss sich zu allem aufraffen, da sie sich körperlich sehr schwach fühlt. Und das, obwohl sie laut Aussage ihres Arztes medikamentös »super eingestellt ist«.

Auch Ihr Übergewicht macht Anja zu schaffen. Sie ernährt sich im Prinzip sehr gesund, schleppt aber trotzdem von Jahr zu Jahr mehr Kilos mit sich herum. Die lässigen Klamotten aus ihrer Studienzeit passen ihr schon lange nicht mehr. Zu den Kilos kommen noch Wassereinlagerungen, die sie sehr belasten. Und auch die Cellulite ist deutlich stärker geworden, seitdem ihre Schilddrüse und damit der Stoffwechsel verlangsamt sind. Die ständige Müdigkeit und die Tatsache, dass Anja sich in ihrem Körper so unwohl fühlt, haben dazu geführt, dass sie sich zurückzieht.

Schon vor Corona hatte Anja kaum Lust dazu, das Haus zu verlassen, sich mit Freunden zu treffen oder etwas zu unternehmen. Egal, was sie anzieht, in nichts fühlt sie sich wohl, geschweige denn attraktiv. Inzwischen hat Anja sich von ihren Freunden und

ihrer Familie, ja quasi aus dem Sozialleben zurückgezogen! Dabei war Anja früher immer sehr lebensbejahend und offen.
Sie hat es geliebt, unter Menschen zu gehen, sich mit anderen auszutauschen und war ausgesprochen unternehmungslustig.
Manchmal hat Anja das Gefühl, ihr Leben ist bereits zu Ende.

Obwohl Anja also »super eingestellt« ist, fühlt sie sich überhaupt nicht super. Das zeigt mal wieder, dass man sich trotz guter Blutwerte nicht zwingend gut fühlen muss und dass es wichtig ist, alle Symptome intensiv zu beobachten. Die sagen uns nämlich genau, ob unser Körper und die Hormone im Gleichgewicht sind oder ob immer noch etwas im Argen liegt. Bei einer Unterfunktion, wie sie bei Anja vorliegt, ist es wichtig zu analysieren, welche Ursachen es gab und warum die Schilddrüse sich in eine Unterfunktion begeben hat. Auch wenn es schon viele Jahre her sein sollte, lohnt es sich, noch einmal zurückzublicken und zu überlegen, was sich seit damals in deinem Leben verändert hat, um besser zu verstehen, weshalb die Schilddrüse ihre Hormonproduktion reduziert haben könnte.

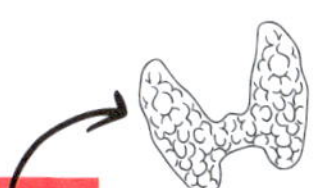

DAS MEINT DIE SCHILDDRÜSE!

Du hast die Diagnose »Schilddrüsenunterfunktion« bekommen und bist total perplex? Vielleicht denkst du, dass dir das aus heiterem Himmel passiert? Doch dem ist ganz und gar nicht so. Ich sitze da ja nicht einfach in deinem Hals herum und mache was ich will. Ich tue in jedem Moment genau das, was mein Job ist. Es gibt immer einen Grund dafür, weshalb ich

weniger Hormone produziere oder weshalb dein Körper und ich weniger Hormone in deine Zellen lassen. Nichts, absolut gar nichts in deinem Körper passiert zufällig! Denk nach: Wann hast du die ersten Symptome der Unterfunktion bemerkt? Vermutlich schon lange bevor du die Diagnose bekommen hast. Gehe von diesem Moment an ein bis drei Monate zurück in die Vergangenheit. Was war damals? Hattest du besonders viel Stress im Job? Hast du ein Trauma erlitten? Vielleicht hast du einen geliebten Mensch verloren? Hast du eine Diät gemacht oder etwas an deiner Ernährung verändert? Warst du schwanger, hast abgestillt oder die Pille abgesetzt? All das sind Gründe, warum ich und damit dein Stoffwechsel aus der Balance geraten sein können. Was immer dein Arzt diagnostiziert, sei dir bewusst: Das ist ein Hilferuf von mir, deiner Schilddrüse. Ich bin gerade dabei mit aller Kraft gegenzusteuern! Denn ich habe bemerkt, dass etwas nicht stimmt, mir Nährstoffe fehlen oder die Hormone in deiner Leber nicht mehr umgewandelt werden können. Deswegen versuche ich alles, was in meiner Macht steht – verändere für dich sogar mein Gewebe –, um noch mehr Hormone zu bilden. Ich gebe alles, um mich den Umständen anzupassen, damit du weiterleben kannst, und um alle anderen Körperfunktionen optimal ablaufen zu lassen! Ich will um jeden Preis verhindern, dass du ausbrennst und gleichzeitig dafür sorgen, dass die wichtigsten Stoffwechselfunktionen trotzdem weiterhin ablaufen können.
In Notsituationen entscheide ich dann auch schon mal, die Versorgung deiner Haare oder die Durchblutung deiner Hände und Füße runterzufahren, weil es gerade wichtiger ist, dass deine lebensnotwendigen Organe wie Herz und Lunge versorgt werden. Warum bist du eigentlich gerade in Not? Bist du in Lebensgefahr? Oder warum isst du so wenig und stehst die ganze Woche

so unter Strom? Ich bekomme von den wirklichen Gründen leider nicht viel mit, spüre aber umgehend deren Auswirkungen! Und bitte vergiss nie: Ich mache nichts ohne Grund!

Wenn du unter einer Schilddrüsenunterfunktion leidest, bist du übrigens in bester Gesellschaft – auch Lisa del Giocondo, die für das weltberühmte Gemälde »Mona Lisa« (La Gioconda) von Leonardo da Vinci porträtiert worden ist, soll darunter gelitten haben! Der US-amerikanische Mediziner Mandeep R. Mehra interpretiert die vergrößerte Schilddrüse (Kropf), das lichte Haar und die gelbliche Färbung ihrer Haut als Zeichen einer Hypothyreose (Schilddrüsenunterfunktion). Das ist sehr gut möglich, denn während der Renaissance Anfang des 16. Jahrhunderts, als das Bild gemalt wurde, litten die Menschen in Italien unter Jodmangel. Ich hoffe, das tut deiner Bewunderung für dieses wunderschöne Bild keinen Abbruch. Ich finde es ja im Gegenteil sehr cool, dass die Florentinerin auch mit Schilddrüsenproblemen und trotz Kropfansatz weltberühmt geworden ist! Spannend ist in diesem Zusammenhang der Jodmangel. Dazu, warum Jodmangel jedoch meist nicht der alleinige Grund für eine Schilddrüsenunterfunktion ist, wirst du später noch mehr erfahren (*siehe Seite 211–214*).

HEISS ODER KALT? – SCHILDDRÜSENKNOTEN

Knoten in der Schilddrüse sind ein häufiges Phänomen. Wir können davon ausgehen, dass jeder dritte Mensch in Deutschland mindestens einen Schilddrüsenknoten aufweist. Je älter ein Mensch ist, desto wahrscheinlicher ist, dass seine Schilddrü-

Von heißen und kalten Schilddrüsenknoten

→ **Heiße Knoten** sind sehr stoffwechselaktiv. Sie können aufgrund von Jodmangel entstehen und eine Schilddrüsenüberfunktion auslösen.

→ **Kalte Knoten** dagegen sind Bereiche der Schilddrüse, die nicht mehr stoffwechselaktiv sind, wie etwa Narbengewebe oder Verkalkungen.

se über einen oder mehrere Knoten verfügt. Meistens bleiben diese Knoten jedoch unerkannt.
Doch keine Sorge, nicht jeder Knoten in der Schilddrüse muss sofort behandelt oder gar operativ entfernt werden. Viele Knoten sind harmlos und die meisten Operationen im Prinzip völlig unnötig. Hierzulande werden Eingriffe an der Schilddrüse übrigens vier- bis sechsmal häufiger durchgeführt als in anderen westlichen Industrieländern. Das sollte uns zu denken geben. Wichtig ist zwischen gutartigen und bösartigen Knoten zu unterscheiden.
Bösartige Veränderungen sind aber glücklicherweise selten. Allerdings kann sich ein gutartiger Knoten in einen bösartigen verwandeln, daher gehört die regelmäßige Kontrolle der Schilddrüse zu den wichtigen Vorsorgeuntersuchungen.
Also noch mal: Ein Schilddrüsenknoten ist kein Grund, in Panik zu verfallen, allerdings dennoch ein ernstzunehmendes Zeichen dafür, dass deine Schilddrüse sich in einem Umbruch befindet und deine liebevolle Zuwendung jetzt dringend braucht!

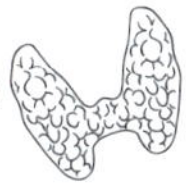

DAS MEINT DIE SCHILDDRÜSE!

Hast du mich schon einmal per Ultraschall durchleuchten lassen? Sehr gut! Ausgezeichnet! Ich finde es schön, dass du dich um mich kümmerst und nachschauen lässt, wie es mir geht.
Vielleicht wurde ein Knoten entdeckt und du hast im ersten Moment einen ganz schönen Schrecken bekommen. Das kann ich gut verstehen. Aber sei beruhigt, in den allermeisten Fällen besteht kein Grund zur Sorge. Wie jede einzelne Zelle deines Körpers bin auch ich stets dabei, mich zu erneuern und anzupassen. Manchmal kann es dabei zu kleinen Entzündungen kommen. Auf der Haut manifestieren sich diese Entzündungen etwa in Form von Pickeln und bei mir eben als Veränderungen des Schilddrüsengewebes. Vielleicht hattest du in letzter Zeit viel Stress, nimmst neuerdings ein hormonelles Verhütungsmittel oder hast mal wieder eine strenge Diät gemacht. So was kann mich ganz schön aus der Bahn werfen, weil ich ja deinen Stoffwechsel hoch- und runterschrauben muss.
Darf ich dich im Sinne unserer guten Zusammenarbeit um etwas bitten? Geh bitte unbedingt regelmäßig zum Arzt deines Vertrauens und lass mich kontrollieren!
Doch noch viel wichtiger ist es, dass wir richtig gute Freundinnen werden und uns immer besser verstehen! Ich freu mich total, dass du dieses Buch liest, um mich noch besser kennenzulernen! Es rührt mich sehr, dass du dich jetzt mehr um mich und mein Wohlergehen kümmern willst. Zusammen schaffen wir das, schließlich sind wir ein Powerteam! Und vor allem: Mein Wohlergehen ist auch DEIN Wohlergehen!

KEINE SCHILDDRÜSE MEHR – IST JETZT ALLES AUS?

Du hast großes Glück, wenn du den Satz »Ich hab Schilddrüse!« beherzt ausrufen kannst, denn tatsächlich wird in Deutschland pro Jahr bei 70 000 bis 100 000 Menschen die Schilddrüse entfernt. Demzufolge müssen sie fortan ohne dieses wichtige Organ leben! Die Schilddrüse operativ zu entfernen ist kein Schritt, den man leichtfertig tun sollte. Doch leider wird diese Entscheidung meist viel zu schnell getroffen. Ich bin felsenfest davon überzeugt, dass viele Schilddrüsen gerettet werden könnten, einfach nur dadurch, dass die Betroffenen sich schilddrüsenfreundlich ernähren. Mehr dazu erfährst du im Kapitel Pro Metabolic Eating (*siehe Seite 147–222*).

Doch wenn deine Schilddrüse bereits operativ entfernt worden sein sollte, gilt es, optimistisch nach vorne zu schauen und nicht mehr zurück. Viele Menschen glauben in dieser Situation, dass Thema Schilddrüse würde sie jetzt nicht mehr betreffen. Doch das genaue Gegenteil ist der Fall! Zwar ist die Schilddrüse als Organ nicht mehr vorhanden, dennoch bleibt die Tatsache, dass der Körper weiterhin auf die Schilddrüsenhormone angewiesen ist – sie sind schließlich lebensnotwendig für jede unserer Zellen! Solltest du keine Schilddrüse mehr haben, so musst du deinem Körper Schilddrüsenhormone von außen zuführen. Zum Glück gibt es für diese Fälle die moderne Medizin und die Pharmaforschung. Heute können Schilddrüsenhormone im Labor »nachgebaut« werden und so die natürlichen ersetzen. Wir müssen sie dann nur noch in Form von Tabletten einnehmen. Wurde die Schilddrüse komplett entfernt, ohne dass Restgewebe im Körper belassen worden ist, solltest du diese Tabletten auch nicht wieder absetzen!

Aber was ist mit den Symptomen, fragst du dich jetzt vielleicht? Die sind ja meist nach einer Operation und trotz Tabletteneinnahme immer noch da. Das liegt dann wieder an der Drei-Schritte-Schilddrüsen-Aktivierung (*siehe Seite 18–19*). Schritt 1, die Bildung der Schilddrüsenhormone, fällt ohne Schilddrüse natürlich flach. Deshalb gilt es, sich unter diesen Umständen vor allem auf Schritt 2 und Schritt 3 zu fokussieren (*siehe Seite 211–219*): Also erstens Stärkung der Leber und des Darms, damit das inaktive T4-Hormon (Thyroxin) in das aktive T3-Hormon (Trijodthyronin) umgewandelt werden kann und zweitens dafür sorgen, dass die aktiven T3-Hormone noch besser zu den Zellen und in die Zellen gelangen können. Das bedeutet, selbst wenn du keine Schilddrüse mehr haben solltest, können die lästigen Beschwerden aufgrund des verlangsamten Stoffwechsels, wie Übergewicht, ständige Müdigkeit, Haarausfall und Regelschmerzen verschwinden, wenn du den Weg für T3 freimachst.

SCHILDDRÜSE »ON FIRE« – AUTOIMMUNERKRANKUNGEN

Weitere sehr häufige Erkrankungen im Zusammenhang mit der Schilddrüse sind Autoimmunerkrankungen. Diese können mittels bestimmter Antikörper in unserem Blut nachgewiesen werden, darunter MAK (TPO-Antikörper), TAK (TG-Antikörper) und TRAK (TR-Antikörper). Was ein bisschen klingt wie die Namen von Donald Ducks vorwitzigen Neffen Tick, Trick und Track sind die Bezeichnungen für Abwehrstoffe unseres Immunsystems, die sich gegen die Schilddrüse selbst richten können oder gegen Enzyme, die für die Hormonumwandlung wichtig sind. Einige Antikörper blockieren auch die »Schlüssel-

löcher« oder Rezeptoren an den Zellwänden und versperren dadurch den Schilddrüsenhormonen den Zutritt in die Zellen. Somit gelangen weniger Schilddrüsenhormone in die Zellen oder in die Zellkerne, und die Energieumwandlung wird gedrosselt. Mit anderen Worten: Es werden weniger Nährstoffe in Energie umgewandelt und der Stoffwechsel verlangsamt sich.
Zu den bekanntesten Autoimmunerkrankungen der Schilddrüse gehören Hashimoto-Thyreoiditis und Morbus Basedow.
Bei **Morbus Basedow** sind vor allem die TRAK-Antikörper erhöht. Dabei handelt es sich um TSH-Rezeptor-Antikörper, die Rezeptoren auf den Zellen der Schilddrüse besetzen, an die normalerweise nur das schilddrüsenstimulierende Hormon TSH andockt. Obwohl eigentlich genug T3 und T4 im Blut zirkuliert, wird die Schilddrüse angeregt, zusätzlich Hormone zu bilden. Wegen der dadurch entstehenden zu hohen Hormonkonzentration kommt es zu Symptomen der Überfunktion und in manchen Fällen zusätzlich zum sogenannten Exophthalmus. Dabei treten die Augäpfel stark aus den Augenhöhlen hervor. Der Grund: Auch im Fettgewebe der Augenhöhle befinden sich TSH-Rezeptoren. Docken die Antikörper hier an, kann es zu Entzündungs- und Wachstumsprozessen kommen.
Bei **Hashimoto-Thyreoiditis** kann auch die Konzentration der Antikörper MAK und TAK erhöht sein. MAK (mikrosomale Antikörper) bezeichnet Antikörper gegen das Enzym TPO (Thyreoperoxidase), das die Schilddrüsenhormone in den Schilddrüsenzellen herstellt. Manche Laborberichte weisen MAK auch als TPO-Antikörper aus. TAK (Thyreoglobulin-Antikörper) sind Antikörper gegen das Schilddrüsenprotein Thyreoglobulin und werden in Laborberichten auch oft TG-Antikörper genannt.
Aber auch ohne nachweisliche Antikörper kann Hashimoto vor-

liegen. Die entsprechende Diagnose erfolgt dann nach einer Ultraschalluntersuchung. Man unterscheidet zwei Verlaufsformen, die die Größe der Schilddrüse verändern können:

- Bei der atrophen Form werden Schilddrüsenzellen zerstört und das Organ wird von Jahr zu Jahr kleiner.
- Bei der hypertrophen Form vergrößert sich die Schilddrüse stattdessen, ein Kropf (Struma) entsteht.

In Deutschland ist die atrophe Form deutlich verbreiteter. Die meisten Betroffenen von Hashimoto haben also eher eine zu kleine Schilddrüse. Die hypertrophe Form ist seltener, wird aber wegen des Kropfes meist schneller diagnostiziert. Unter Hashimoto-Thyreoidits leiden alleine in Deutschland über acht Millionen Menschen. Etwa 90 Prozent davon sind Frauen!

MELINDAS
Hashimoto-Geschichte

Melinda war als Teenager sehr schlank. Trotzdem hat sie in ihren Zwanzigern die ein oder andere Diät ausprobiert. Frauen finden ja leider häufig etwas an sich auszusetzen. Melinda probierte sich also durch den Diäten-Dschungel und begann außerdem damit, regelmäßig ins Fitnessstudio zu gehen. Obwohl ihr das Training zunächst viel Spaß machte, verlor sie nach einigen Monaten die Motivation, und auch der Jo-Jo-Effekt wurde von Diät zu Diät heftiger. Zudem fühlte sie sich immer schlapper und quälte sich nur noch zu ihren sportlichen Aktivitäten.
Ein Teufelskreis hatte begonnen, denn auf der einen Seite zeigte die Waage immer mehr Gewicht an, auf der anderen Seite verlor sie zunehmend die Lust, Sport zu machen. Als dann auch noch

ihr Haar immer dünner und ihre Verdauungsprobleme immer schlimmer wurden, vermutete sie einen Eisenmangel. Tatsächlich entdeckte ihr Arzt bei der Kontrolle ihrer Blutwerte, dass Melinda unter Hashimoto-Thyreoidits mit erhöhten TPO-Antikörpern litt.

Melindas Schilddrüse produziert also zu wenige Hormone, und weil die Unterfunktion wahrscheinlich schon lange unbemerkt bestanden hat, entwickelte sich dann noch eine Entzündung der Schilddrüse – die Hashimoto-Thyreoiditis. Benannt ist diese Erkrankung nach dem japanischen Arzt Haraku Hashimoto, ihrem Entdecker. *Thyreos* ist Griechisch und bedeutet Schild, die Nachsilbe *-itis* steht für Entzündung

DENKFEHLER! **Fälschlicherweise wird Hashimoto oft als »Selbstzerstörung des Körpers« oder »Fehlsteuerung des Immunsystems« bezeichnet. Das klingt so, als ob der Körper beziehungsweise die Schilddrüse sich selbst angreift. Sogar Mediziner stellen im Zusammenhang mit Autoimmunerkrankungen das Immunsystem manchmal als den Feind dar. Tatsächlich ist es genau umgekehrt: Zunächst gerät die Schilddrüse in die Unterfunktion. Erst durch die Unterfunktion und die aus ihr resultierenden Stoffwechselprobleme auf Zellebene kommt es zu einer Entzündung der Schilddrüse! Um diese Entzündung kümmern sich dann die Antikörper und viele andere Zellen des Immunsystems. Mit vollem Einsatz rücken sie an, um das »Feuer der Entzündung« zu löschen. Sie tun alles, um dich zu schützen! Eine »Autoimmunerkrankung« wie Hashimoto-Thyreoiditis ist also eine Schutzreaktion deines Körpers – kein Angriff, gegen ihn selbst!**

Hashimoto-Thyreoiditis

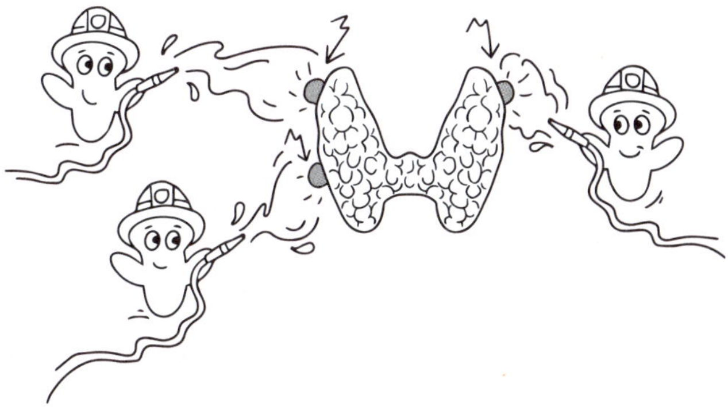

Antikörper »löschen das Feuer« der entzündeten Schilddrüse bei Hashimoto.

Durch das »Feuer«, also die Entzündung der Schilddrüse, kann es bei manchen Betroffenen vorübergehend zu Symptomen der Überfunktion kommen. Auf lange Sicht leiden die meisten Frauen mit Hashimoto aber unter den gleichen Symptomen, wie wir sie von der Schilddrüsenunterfunktion her kennen. Deshalb liegt der Schwerpunkt in diesem Buch auch auf der Schilddrüsenunterfunktion. Selbst wenn sich Symptome einer Schilddrüsenüberfunktion zeigen, ist es meiner Meinung nach ebenso sinnvoll, sich mit der Unterfunktion zu beschäftigen, weil es so oder so immer um eins geht: die Schilddrüse und ihre Hormone wieder in ihr natürliches Gleichgewicht zu bringen, sodass weder zu viele noch zu wenige Hormone produziert werden! Dein Körper, oder besser gesagt deine Zellen, benötigt exakt so viele Schilddrüsenhormone, wie für einen optimalen

Stoffwechsel notwendig sind, damit er dich jeden Tag fit und energiegeladen durchs Leben trägt! Ich nenne es das »Schilddrüsen Empowerment«. Unterstütze deine Schilddrüse dabei, wieder zurück zu alter Stärke zu finden und ihr Hormongleichgewicht zu erreichen. Damit ist euch beiden geholfen.

AUF DEN (SCHILDDRÜSEN)PUNKT GEBRACHT

→ Gerät die Schilddrüse aus dem Gleichgewicht, kann es entweder zu einer Über- oder Unterfunktion kommen.

→ Bei einer Überfunktion werden zu viele Schilddrüsenhormone produziert und der Stoffwechsel läuft sehr schnell.

→ Bei einer Unterfunktion ist der Stoffwechsel eher verlangsamt, man ist müde, schlapp und antriebslos.

→ Selbst wenn die Blutwerte »in der Norm« liegen, können Betroffene unter einer Schilddrüsenunterfunktion leiden und zahlreiche Symptome haben.

→ Die am häufigsten vorkommende Autoimmunerkrankung ist Hashimoto-Thyreoidits. Ursache ist keine »Fehlfunktion des Immunsystems«, sondern meist eine Unterfunktion der Schilddrüse, durch die sich die Schilddrüse entzündet und das Immunsystem als »Feuerwehr« zu Hilfe eilt.

→ Egal, ob Schilddrüsenüberfunktion, -unterfunktion oder Autoimmunerkrankung: Ziel ist es, die Schilddrüse auf natürliche Weise wieder ins Gleichgewicht zu bringen, damit sich nicht nur die Blutwerte verbessern, sondern vor allem auch alle unangenehmen Symptome verschwinden und du dich wieder energiegeladen und fit fühlst!

Ein lahmer Stoffwechsel und seine negativen Folgen

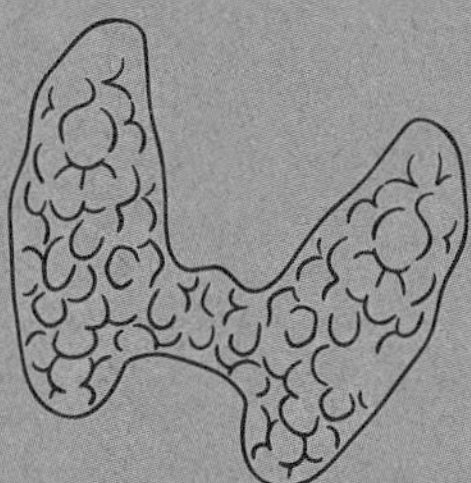

→ Ob Hashimoto oder Schilddrüsenunterfunktion, wenn nicht genug Schilddrüsenhormone in den Zellen ankommen, läuft der Stoffwechsel auf Sparflamme

→ Symptome und Auswirkungen sind gleich

→ Mindestens 66 Symptome sind die Folgen

Die Symptome einer Schilddrüsenunterfunktion

Die Symptome einer Schilddrüsenunterfunktion sind allesamt unspezifisch, das heißt, sie weisen nicht eindeutig auf diese Erkrankung hin. Außerdem können sie von Mensch zu Mensch völlig unterschiedlich sein. Kein Wunder also, dass die Erkrankung oft erst sehr spät erkannt wird, und sich die Betroffenen lange Jahre mit den teils heftigen Beschwerden plagen.

DIE HÄUFIGSTEN SYMPTOME DER SCHILDDRÜSENUNTERFUNKTION

Damit du leichter und vor allem schneller erkennen kannst, woran du eventuell leidest, veröffentliche ich hier meine Liste mit den 66 häufigsten Symptomen bei Schilddrüsenunterfunktion (*siehe Seite 51–52*). Bei den aufgeführten Befindlichkeiten handelt es sich um jene, die ich im Laufe meiner Arbeit mit Tausenden Frauen immer wieder feststellen konnte.
Selbstverständlich kommen nicht alle 66 Symptome zugleich bei einer betroffenen Person vor. Solltest du aber hinter mehreren Symptomen einen Haken machen können, ist das schon ein recht deutlicher Hinweis dafür, dass etwas mit deinem Stoffwechsel nicht rundläuft und er eine ordentliche Portion »Anfeuerungsenergie« vertragen könnte.

Liste der 66 häufigsten Symptome

Bindegewebe
- Cellulite und Wassereinlagerungen
- Ödeme im Gesicht, geschwollene Hände und Füße
- Schwellungen von Gesicht und Augenpartien

Gehirn & Nervensystem
- Angst
- Antriebslosigkeit
- Brain Fog (Gefühl von Nebel im Kopf)
- Depressionen, depressive Verstimmung
- Desinteresse
- Erschöpfung
- Gedächtnisprobleme, Vergesslichkeit
- Konzentrationsschwierigkeiten
- Müdigkeit
- Reizbarkeit
- Schleier vor den Augen
- Schwindel beim Aufstehen
- Sehstörungen (alles verschwommen sehen)
- Stimmungsschwankungen
- Überempfindlichkeit, Schreckhaftigkeit
- Ungeduld, Wutausbrüche
- Zittern

Haut & Haare
- Akne
- Augenbrauen werden dünner
- stumpfes Haar, Haare werden früh grau oder weiß
- Haarausfall oder übertriebener Haarwuchs
- raue, trockene Haut
- Hautunreinheiten
- brüchige Nägel oder Längsrillen
- Wunden und Verletzungen heilen schlecht

Herz
– niedriger Puls

Schlaf
– Probleme einzuschlafen oder durchzuschlafen
– Tagesmüdigkeit, Einschlafneigung tagsüber
– wenig oder kein Tiefschlaf

Schmerz
– Grippesymptome ohne Grippe
– Kopfschmerzen bis hin zu Migräne, Tinitus
– Kribbeln und Taubheitsgefühle in Fingern und Füßen
– Muskelschmerzen in den Beinen, -krämpfe, -schwäche
– Restless Legs (Bewegungsunruhe in den Beinen)
– PMS, Regelschmerzen, Zyklusprobleme

Temperaturregulierung
– niedrige Körpertemperatur
– Temperaturempfindlichkeit (kalte Hände, Füße, Nase, Frösteln und Empfindlichkeit gegen Hitze)

Verdauung & Stoffwechel
– Bauchschmerzen, Blähbauch, Blähungen
– Gewichtszunahme (manchmal auch Gewichtsabnahme)
– Lebensmittelunverträglichkeiten (zum Beispiel Histaminintoleranz, Fruktosemalabsorption, Laktoseintoleranz, Zöliakie, Milcheiweißunverträglichkeit …)
– Reizdarm, Durchfall, Verstopfung
– Sodbrennen

Sonstige Symptome
– Allergien treten neu auf oder verstärken sich
– hoher Cholesterinspiegel
– Engegefühl in der Kehle, Kloß im Hals
– häufiger Harndrang
– Heiserkeit, Räuspern, Veränderung der Stimme

Wow! Diese beeindruckend lange Liste der Symptome zeigt schonungslos, auf wie viele Bereiche des Körpers die Schilddrüsenhormone Einfluss nehmen. Darüber hinaus darf man auch nicht vergessen, dass eine Schilddrüsenunterfunktion im Erwachsenenalter meist schleichend beginnt, viel zu lange ignoriert und deshalb oft viel zu spät entdeckt wird. Was natürlich im Umkehrschluss bedeutet, dass meist erst sehr spät damit begonnen wird, etwas dagegen zu unternehmen.

DU BILDEST DIR DAS ALLES NICHT EIN

Immer wieder bestätigen mir die betroffenen Frauen, dass sich viele Ärzte alleine auf die Blutwerte stützen. Ist in diesem Bereich alles »in der Norm«, gilt die Patientin als »gesund« oder »gut eingestellt«. Dass diese Betroffenen unter vielen der hier erwähnten Symptome intensiv leiden, spielt in der rein schulmedizinischen Betrachtungsweise leider kaum eine Rolle!
Immer wieder höre ich auch, dass viele Frauen sich den Vorwurf gefallen lassen müssen, sie würden sich die Symptome nur einbilden. Ja, klar, weil wir alle miteinander hypochondrische Hysterikerinnen sind, die ihre imaginären Wehwehchen stolz vor sich hertragen. Mein Appell: Lass dir solche »Diagnosen« auf keinen Fall gefallen! Sollten sie im Rahmen deiner Schilddrüsentherapie von ärztlicher Seite in den Raum gestellt werden, wechsle den Arzt oder die Ärztin.
Deine Symptome sind echt und du leidest massiv darunter. Bestehe unbedingt darauf, dass du sie dir nicht einbildest! Die gute Nachricht lautet: Es gibt inzwischen viele Ärztinnen und Ärzte, die einen ganzheitlichen Blick auf den Menschen und seine Erkrankungen haben. Du musst sie nur finden. Mehr dazu erfährst du im Anhang auf Seite 251.

Aufgrund meiner eigenen Krankheitsgeschichte weiß ich nur zu gut, wie belastend es ist, ständig müde und schlapp zu sein. Es ist jedenfalls keine gute Idee, diesen Zustand irgendwann als gegeben zu betrachten und still duldend anzunehmen. Ich selbst bin sehr froh und dankbar, dass ich meine Symptome nicht einfach hingenommen, sondern meinen eigenen Weg gesucht und gefunden habe. Diese Symptome sind schließlich ein eindeutiges Zeichen des Körpers, dass etwas nicht stimmt. Sie sind ein Hilferuf und Alarmsignal! Du solltest sie nicht ignorieren und keinesfalls resignieren, denn dein Körper will dir damit etwas Wichtiges mitteilen! Ganz im Gegenteil: Hör genau hin, was dir dein Körper zu sagen hat. Das bist du dir, deiner Gesundheit und deiner Lebensfreude schuldig!

GEWICHTSPROBLEME TROTZ GESUNDER ERNÄHRUNG

Ein Thema mit dem sich viele Frauen auseinandersetzen (müssen), ist die scheinbare Unmöglichkeit, trotz »gesunder« Ernährung abzunehmen. Nach allem, was du bisher über die Schilddrüse erfahren hast, ahnst du schon, woran das liegen könnte. Die liebe Schilddrüse kann die Ursache für diesen Stillstand sein. Sie ist schließlich DER Stoffwechselmotor des Körpers, und wenn der ins Stottern gerät und nur noch langsam läuft, kann die Nahrung, die du zu dir nimmst, nicht korrekt in Energie umgewandelt werden. Findet diese Umwandlung nicht mehr statt, landen die Kalorien zielgerichtet auf deinen Hüften. Dabei ist es dann völlig gleichgültig, ob du viel Brokkoli oder eher mehr Schokolade isst. Das klingt frustrierend, entspricht aber leider den Tatsachen, denen wir ins Auge sehen müssen.

Metabolismusrate

Die Metabolismusrate beschreibt, wie schnell Stoffwechselvorgänge im Körper ablaufen. Sie entspricht dem Gesamtenergieverbrauch in Kilojoule (kJ), geteilt durch Zeit (h) und kann durch die Messung der abgegebenen Wärme oder indirekt durch den Sauerstoffverbrauch bestimmt werden.

Es ist Fakt, dass die Schilddrüse direkt Einfluss auf den Kalorienverbrauch des Körpers nimmt, der wiederum über die Stoffwechsel- oder Metabolismusrate bestimmt wird. Ist die Stoffwechselrate zu niedrig, verbrennt der Körper nur wenige Kalorien. Ist sie bei einem Menschen hingegen hoch, verbrennt sein Körper so viele Kalorien, dass er essen kann, was er will, ohne auch nur ein Gramm zuzunehmen. Das ist häufig bei einer Schilddrüsenüberfunktion der Fall. Doch es ist leider noch etwas komplizierter! Der Grundtenor vieler Ernährungsexperten ist ja ungefähr folgender:

Der Tipp »Du musst einfach weniger essen und mehr Sport machen!« ist in Bezug auf Frauen mit Schilddrüsenunterfunktion und Hashimoto alles andere als klug.

Wenn du weniger isst, vielleicht sogar hungerst, dann gerät dein Körper in einen Alarmzustand: »Hilfe, Mangelernährung! Droht etwa eine Hungersnot?« Das weise Schmetterlingsorgan, die Schilddrüse, ist natürlich ebenfalls sofort alarmiert und schraubt den Stoffwechsel mit sofortiger Wirkung runter!

Natürlich nur, weil sie dich schützen will (*siehe Seite 17*). Würde dein Körper in dieser Notsituation nämlich weiter auf vollen Touren laufen, würdest du ausbrennen und einem starken Nährstoffmangel unterliegen. Bei Menschen mit Schilddrüsenunterfunktion kann deshalb der Grundumsatz um etwa 20 bis 40 Prozent niedriger ausfallen als bei Menschen mit einer gesunden Schilddrüse. Auf diese komplexen Zusammenhänge werde ich immer wieder hinweisen, denn nur, wenn du sie verinnerlicht hast und entsprechend handelst, kann deine Schilddrüse ihre magische Kraft in deinem Körper entfalten!
Auch besonders anstrengendes und erschöpfendes Training, und hier vor allem Ausdauersport, kann den Stoffwechsel zusätzlich drosseln! Das ist leider wahr. Auch hier passt sich dein Körper an, indem er ebenfalls »ausdauernder« wird. Er unternimmt also alles, um mit wenig Energie zurechtzukommen. Auch jetzt wird der Stoffwechsel verlangsamt, damit dein Körper mit der ihm zur Verfügung stehenden Nährstoff- und Kalorienmenge länger auskommt – oder du eben länger und weiter laufen, radeln oder sonstigen Sport treiben kannst.

EHRGEIZIGE ASKETINNEN SIND BESONDERS GEFÄHRDET

Immer wieder beobachte ich in diesem Zusammenhang, dass vor allem sehr ehrgeizige und willensstarke Frauen an Schilddrüsenunterfunktion oder Hashimoto leiden. Kein Wunder: Sind sie es doch, die strengste Diäten einhalten, ihre Sportphasen rigoros und strategisch planen und oft sogar noch vor der Arbeit ins Fitnessstudio oder zum Joggen gehen. Während andere es nicht einmal aushalten, zwei Tage ohne Kohlenhydrate oder Zucker auszukommen geschweige denn morgens zu fasten, ist es für diese Frauen überhaupt kein Problem, ihr überstrenges Programm durchzuziehen – manchmal über Monate oder sogar Jahre. So ein asketischer Lebensstil kann auf lange Sicht jedoch zu einem verringerten Stoffwechsel und der gefürchteten Schilddrüsenunterfunktion führen. Damit beginnt ein fataler Teufelskreis, denn durch den verlangsamten Stoffwechsel sammeln sich über kurz oder lang immer mehr Kilos an und auch andere unliebsame Symptome wie Haarausfall, Zyklusprobleme und Müdigkeit stellen sich ein.

Ich rufe hiermit zu einem Paradigmenwechsel auf: Wir Frauen sollten endlich damit aufhören, uns rein auf das Abnehmen zu konzentrieren, sondern den Fokus besser auf unsere Gesundheit legen!

Wenn du gesund wirst, weil du deine Schilddrüsenhormone auf natürliche Weise wieder in Balance bringst, werden die überflüssigen Kilos verschwinden. Das ist nicht nur schonender für deinen Körper, sondern auch sehr viel nachhaltiger. Auf diese Weise lässt sich außerdem der gefürchtete Jo-Jo-Effekt verhindern, weil der Stoffwechsel steigt, statt gedrosselt zu werden, wie es bei allen Diäten der Fall ist (*siehe Seite 147–200*).
Neben Gewichtsproblemen leiden viele Frauen mit Schilddrüsenunterfunktion zusätzlich unter Problemen mit der Verdauung. Das ist total logisch, denn wenn dein Stoffwechsel so extrem langsam unterwegs ist, kann auch die Verdauung nur äußerst träge agieren. Das kann zu Verstopfungen, Blähungen und vor allem zu Nahrungsmittelunverträglichkeiten aller Art führen, und schon befindest du dich in einem unerfreulichen Kreislauf: Denn die Schilddrüse hat ja großen Einfluss auf den Darm, und der Darm wiederum beeinflusst die Schilddrüse

beziehungsweise die Umwandlung der Schilddrüsenhormone. Natürlich könntest du jetzt all jene Lebensmittel, die bei dir zum Beispiel eine Histamin- oder Laktoseunverträglichkeit auslösen, für immer von deinem Speiseplan streichen. Aber willst du wirklich auf so viele Dinge, die du ja wahrscheinlich auch gerne isst, verzichten? Mir wäre das viel zu radikal und vor allem weiß ich, dass es nicht erforderlich ist, denn es gibt einen anderen Weg! Es ist mit Sicherheit besser und zielführender, wenn du gründliche Ursachenforschung hinsichtlich deiner Lebensmittelunverträglichkeit betreibst. Dann kannst du deinen Darm durch eine prometabolische Ernährungsweise (*siehe* Pro Metabolic Eating *Seite 147–222*) wieder ins Gleichgewicht bringen, sodass er alle Lebensmittel wieder einwandfrei verträgt. Tatsache ist, dass die meisten Frauen, die unter einer Schilddrüsenunterfunktion leiden, Gewichtsprobleme haben. Aber auch hier bestätigt wieder einmal die Ausnahme die Regel. Einige wenige Frauen sind und bleiben trotz einer Unterfunktion superschlank. Für dieses Phänomen sind dann oft erhöhte Stresshormonspiegel (zum Beispiel der Hormone Adrenalin und Cortisol) verantwortlich, die zu einer ungesunden Abnahme führen können, was ja auch alles andere als schön ist.

EINE BÜRSTE VOLLER HAARE UND HAUT, DIE SICH SCHUPPT

Haarausfall ist ein häufiges Symptom im Zusammenhang mit Schilddrüsenproblemen. Während bei Männern die Geheimratsecken mit zunehmendem Alter fast schon als normal gelten, wird das Thema bei Frauen oft als Tabu angesehen. Betroffen sind nicht nur ältere, sondern genauso oft auch junge Frauen.

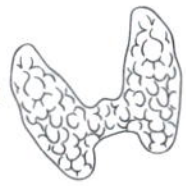

DAS MEINT DIE SCHILDDRÜSE!

Achtung, Notsituation! Ich stelle fest, dass sich dein Körper seit einiger Zeit in akutem Alarmzustand befindet! Für mich ein Grund, deinen Stoffwechsel sofort massiv herunterzuschrauben. Danach checke ich, ob die lebenswichtigen inneren Organe alles bekommen, was sie brauchen. Ist das nicht der Fall, werde ich meine gesamte Aufmerksamkeit sofort auf diese lenken, und alle anderen Nebensächlichkeiten, wie Haare, Haut und Nägel, müssen dann mal hintenanstehen. Es steht halt gerade nur sehr wenig Energie zur Verfügung, und die gilt es, bestmöglich einzuteilen. Eine klare Entscheidung, die unter Umständen lebensrettend sein kann. Verzeih mir meine Direktheit, doch wenn du tot bist, weil Herz oder Lunge versagen, brauchst du weder glänzendes Haar noch schöne Fingernägel. Nicht vergessen: Ich entscheide immer FÜR dich und dein Leben!

Wenn die Haarwurzeln wegen des verlangsamten Stoffwechsels nicht mehr ausreichend mit Energie und Nährstoffen versorgt werden, kann es zu diffusem oder kreisrundem Haarausfall oder zu Geheimratsecken, also seitlichem Haarausfall an den Schläfen, kommen. Dieser Haarausfall – und ich weiß, wovon ich rede – kann wirklich sehr belastend sein. Viele betroffene Frauen probieren dann sämtliche Anti-Haarausfall-Shampoos aus, die die Drogeriemärkte führen, in der Hoffnung, das eine Präparat zu finden, das endlich hilft. Doch leider wirken diese Produkte nur von außen auf die Haarwurzel ein. Was die Haarwurzel aber eigentlich braucht, ist mehr Energie und Nährstoffe von innen! Aber auch die Einnahme von Biotin und anderen »Haarvitaminen« bringt nichts, weil die, aufgrund des langsamen Stoffwechsels, gar nicht erst zu den Haarwurzeln transportiert werden können! Ich kann ein Lied von diesem verzweifelten Kampf singen und denke heute noch mit Schrecken an meine Geheimratsecken zurück. Manche Frauen greifen zu teuren Extensions, um das dünner werdende Haar künstlich aufzufüllen. Das geht leider nicht nur ganz schön ins Geld, die Clips oder Verbindungsstellen enttarnen die künstlichen Haare auch sehr schnell und können nur eine kurzfristige Lösung sein, die immer wieder neu dazugekauft werden muss.

Typisch für eine Schilddrüsenunterfunktion ist außerdem extrem trockenes und stumpfes Haar. Auch die Kopfhaut kann, nachdem sie zunächst sehr trocken war, plötzlich viel zu fettig sein, weil sie versucht, die Trockenheit durch Fett (Talg) auszugleichen – ein Phänomen, das auch an anderen Stellen des Körpers auftreten kann. Jetzt hast du plötzlich fettige Haare, die du dir im Extremfall jeden Tag waschen musst, was Haare und Kopfhaut dann noch mehr reizt. Ein weiterer Teufelskreis, dem du nur schwer entkommen kannst!

Auch schnell grau werdende Haare können auf einen gestörten Stoffwechsel hindeuten. Gesundes Haar verfügt immer über genug Melanin, also Haarfarbstoff. Ist dein Körper in Alarmbereitschaft, werden die Haarwurzeln nicht mehr ausreichend mit Kupfer versorgt und die Haare beginnen zu ergrauen.

HAUT UND HAARE BRAUCHEN VOR ALLEM FEUCHTIGKEIT

Bei Menschen, die an einer Schilddrüsenunterfunktion erkrankt sind, wird auch die Haut des Körpers in Mitleidenschaft gezogen. Das Hauptsymptom ist extreme Trockenheit. Typischerweise schuppt sich die Haut dann zum Beispiel an den Unterschenkeln, den Ellbogen, den Händen oder im Gesicht.

Das Falscheste, was man in dieser Situation tun kann, ist es, die Haut mit Ölen zu behandeln. Das ändert an der fehlenden Feuchtigkeit nämlich so gut wie gar nichts. Viel zielführender ist es, wenn du dafür sorgst, dass deine Haut durch die richtige Ernährung wieder von innen heraus mit Feuchtigkeit versorgt wird und du – bis es so weit ist – Feuchtigkeitslotionen statt Öle verwendest. Leidest du schon sehr lange unter trockener, also feuchtigkeitsarmer Haut, kann die Haut, um dies zu kompensieren, selbst übermäßig Fett produzieren, was bei vielen Betroffenen zu Hautunreinheiten, Erwachsenen-Akne oder Fungal-Akne führt. Während viele Teenager wegen der Hormonumstellung in der Pubertät mit Hautunreinheiten zu tun haben, ist die Erwachsenen-Akne häufig auf ein krankhaftes hormonelles Ungleichgewicht zurückzuführen. Doch ganz egal, ob zu viel Testosteron im Spiel ist oder zu wenig Progesteron – in den meisten Fällen ist die Ursache dafür mal wieder bei der Schilddrüse zu finden, die als Steuerorgan unsere Sexualhormone dirigiert (*siehe Seite 69–79*). Jawohl, darum kümmert sie sich auch noch! Erstaunlich, nicht wahr?

Bei den Fuß- und Fingernägeln handelt es sich im Grunde um nichts anderes als »Hautanhangsgebilde«, die verhornt und deshalb so hart sind. Kein Wunder also, dass einige Frauen durch die Schilddrüsenunterfunktion an brüchigen Nägeln leiden. Teilweise zeigen sich auch Längsrillen an Finger- oder Fußnägeln. Natürlich gibt es heute an jeder Ecke ein Nagelstudio, in dem du dir die schönsten Gel-Nägel modellieren lassen kannst, um dieses Problem zu kaschieren. Doch auch diese kosmetischen Helferlein ändern leider nichts an der Ursache dafür, dass die Nägel nicht mehr kräftig und gesund nachwachsen. Zum Abschluss unserer Einsichten in die Haar- und Hautwelten

rund um die Schilddrüse noch ein interessantes, wenn auch mühsames Detail: Während die überwiegende Mehrzahl der Betroffenen mit Haarausfall kämpft, gibt es auch Frauen, die aufgrund der geschwächten Schilddrüse eher an übertriebenem Haarwuchs leiden. Dies aber leider oft an Stellen, wo wir Frauen Haare nun wirklich nicht gebrauchen können, wie beispielsweise über der Oberlippe oder auf dem großen Zeh. Ja, auch dafür ist die Schilddrüse verantwortlich, sie kann nicht anders!
Das Belastende an all diesen unschönen Haar- und Hautproblemen ist, dass sie sich nicht verbergen lassen. Jeder sieht sofort, wenn die Haut im Gesicht und an den Armen trocken und unrein ist und der Haarwuchs spärlich ausfällt. Dazu kommt, dass wir in einer Welt leben, in der wir umgeben sind von Photoshop-Inszenierungen: Zahllose raffinierte Filter machen aus unseren Geschlechtsgenossinnen makellose Wesen deren perfektes Erscheinungsbild zu unserem Maßstab wird. Für mich ein weiterer klarer Motivationsgrund, sich der Heilung der Schilddrüse mit Hingabe zu widmen! Wer über eine gesunde, leistungsfähige Schilddrüse verfügt, kann die Filterfunktionen seiner Foto-App für immer vergessen!

»FRAUEN HABEN HALT KALTE FÜSSE«

Kalte Hände und Füße sind bei Frauen ganz normal! Oder doch nicht? Tatsächlich ist das Cold-Hand-Syndrom ein typisches Problem vieler Frauen. Was viele nicht wissen ist, dass wieder einmal die Schilddrüse dahinterstecken kann. Wenn unser Schmetterlingsorgan den Stoffwechsel herunterfährt, dann läuft die Energiegewinnung auf Sparflamme, und es wird logischerweise weniger Körperwärme produziert.

GABI
und ihr persönliches Kälteuniversum

Egal, ob im Sommer Freibadwetter herrscht oder der Winter bitterkalt ist: Meistens friert Gabi. Zu Hause kann sie sich mit einer Wärmflasche und ihrer Kuscheldecke aufs Sofa flüchten. Ganz anders jedoch im Büro, das sie mit fünf Kolleginnen und Kollegen teilt. Eigentlich verstehen sich alle super und man trifft sich sogar auch mal in der Freizeit, zum Beispiel abends im Biergarten oder zum Badminton. Geht es jedoch ums Lüften, herrscht dicke Luft im Büro. Das liegt an Torsten. Der schwitzt nämlich so anhaltend, wie Gabi friert. Um die olfaktorischen Konsequenzen von Torstens Dauerschwitzen zu bekämpfen, drängen die Kolleginnen – bis auf Gabi natürlich – darauf, spätestens alle zwei Stunden die Fenster aufzureißen.

Während kühle, frische Luft ins dampfige Büro zieht, zittert Gabi dermaßen, dass es ihr enorm schwerfällt, sich zu konzentrieren. Ihre Finger werden eiskalt und steif, sodass sie kaum noch die Tastatur bedienen kann. Dieser tägliche Kampf schlaucht sie und hat bereits negativen Einfluss auf ihre Arbeitsleistung. Dass Gabi während der Corona-Pandemie im Homeoffice arbeiten konnte, war für Sie ein echter Segen. Doch nun ist sie zurück im Großraumbüro und bibbert wieder vor sich hin.

Gabi leidet unter dieser Situation, verharrt aber in ihrem persönlichen Kälteuniversum, ohne sich um eine Lösung zu kümmern. Ihr Mann schenkte ihr zum Geburtstag sogar eine Heizdecke. Auf der einen Seite freute sich Gabi über das aufmerksame Geschenk. Auf der anderen Seite fühlt sie sich jetzt wie ihre 90-jährige Oma, die nur noch mit Heizdecke auf ihrem Ohrensessel thront. Dabei ist Gabi doch erst 55 Jahre alt!

Gabis Geschichte macht deutlich, wie sehr die Auswirkungen einer »lahmen« Schilddrüse in den beruflichen und privaten Alltag hineinwirken. Gerade wenn die Beeinträchtigungen so krass sind, ist es wichtig, dem Problem auf den Grund zu gehen, um die Zusammenhänge zu verstehen und gegensteuern zu können – und sich nicht alleine auf die Tabletten zu verlassen. Denn natürlich gehört auch Gabi zu jenen Frauen, die aufgrund ärztlicher Betreuung »optimal« eingestellt sind und »eigentlich« keine Beschwerden mehr haben dürften. Eigentlich. Denn zum ständigen Frieren, so wie es bei Gabi der Fall ist, kommen bei Schilddrüsenunterfunktion oder Hashimoto oft noch die kalten Extremitäten hinzu:

- kalte Finger
- kalte Füße
- kalte Nasenspitze
- kalte Ohren

Medizinisch gesehen liegt das daran, dass sich wegen der Unterfunktion der Schilddrüse die Blutgefäße in den äußeren Extremitäten des Körpers zusammenziehen und die Finger, Zehen, Ohren oder die Nasenspitze nicht mehr richtig durchblutet werden. Bei manchen der betroffenen Frauen geht dies sogar so weit, dass gelblich blasse oder blaue Verfärbungen der Haut auftreten: Da zeigt sich das berüchtigte Raynaud-Syndrom, eine Durchblutungsstörung, die hervorgerufen wird, weil die Blutgefäße sich krampfhaft verengen. Das Syndrom tritt oft als Begleiterscheinung anderer Hormonstörungen auf. Durch das ständige Frieren verkrampft dann der ganze Körper und unangenehme Muskelschmerzen können die Folge sein.

So ist bei Schilddrüsenproblemen generell die Temperaturregulierung des Körpers gestört. Nicht selten werden von den Betroffenen aber auch hohe Temperaturen als sehr unangenehm empfunden. Viele Schilddrüsenpatienten haben auch das Gefühl, dass es insgesamt nur einen winzig kleinen Temperaturbereich gibt, in dem sie sich wirklich wohlfühlen, alles darüber oder darunter wird als äußerst unangenehm empfunden.
Man erkennt Menschen, die an einer Unterfunktion der Schilddrüse leiden oft an den vielen wärmenden Klamotten und Tüchern, die sie immer bei sich tragen. Ich erinnere mich noch gut daran, dass ich beim Zusammenstellen meines täglichen Zwiebel-Looks bald schon über die Qualitäten einer Modeexpertin verfügte: Ausgerüstet mit Top + Shirt + Pulli + Steppweste + Jacke sowie dem obligatorischen Schal, rückte ich tagtäglich aus – stets gewappnet für jeden nur erdenklichen Temperaturabfall.

MÜDE, OBWOHL DU ACHT STUNDEN SCHLÄFST?

Wenn du spätabends müde wirst und dir die Augen zufallen, signalisiert dir dein Körper: Du brauchst jetzt dringend Schlaf. Das ist in diesem Fall völlig normal!
Wenn du jedoch tagsüber müde bist, OBWOHL du jede Nacht sieben bis acht Stunden schläfst, dann ist das definitiv nicht normal. Müdigkeit und Antriebslosigkeit sind meiner Erfahrung nach die häufigsten Symptome einer Schilddrüsenunterfunktion! Das ist kein angenehmer Zustand, denn wenn man täglich oder in schönster Regelmäßigkeit von bleierner Trägheit oder Müdigkeit übermannt wird, dann fühlt sich jeder Tag nur noch schwer und endlos an. Selbst schöne und beglückende

Aktivitäten wie Freunde treffen, Zeit mit den Kindern verbringen oder entspannende Ausflüge in die Natur, werden unter diesen Umständen zum Kraftakt. Wenn du dich immerzu träge und schlapp fühlst, leidet nicht nur das Familienleben, sondern oft auch die berufliche Karriere. Du hast Probleme dich zu konzentrieren, bist vergesslich und musst immer wieder neu ansetzen, um deine To-do-Liste abzuarbeiten. Was für ein Horror!

MÜDIGKEIT

Wenn jemand sagt er sei »müde«, so kann dies sowohl körperliche als auch geistige Symptome umfassen: Deine Augenlider werden schwer, du musst gähnen und das Gefühl der Müdigkeit liegt dir wie Blei auf den Schultern. Auch kann es richtiggehend zu Gliederschmerzen führen. Du kannst dich nicht mehr richtig auf eine Sache konzentrieren und deine Gedanken schweifen immer wieder ab. Die Motivation geht gegen null und du hast keine Lust mehr, aktiv zu sein. Von chronischer Müdigkeit im medizinischen Sinne spricht man dann, wenn diese Symptome länger als sechs Monate anhalten.

Vielleicht hast du auch bemerkt, dass du immer zu ähnlichen Tageszeiten müde wirst? Typische Formen der Müdigkeit sind:

1. Morgenmüdigkeit: wenn du Probleme hast morgens, aus dem Bett zu steigen und nicht ohne Kaffee oder grünen Tee in die Gänge kommst
2. Nachmittagstief: wenn du einige Zeit nach dem Mittagessen in ein Nachmittagstief fällst und am liebsten sofort ein Nickerchen machen würdest
3. Dauermüde: wenn du den ganzen Tag über eine bleierne Müdigkeit verspürst

Stress für die Nebennieren

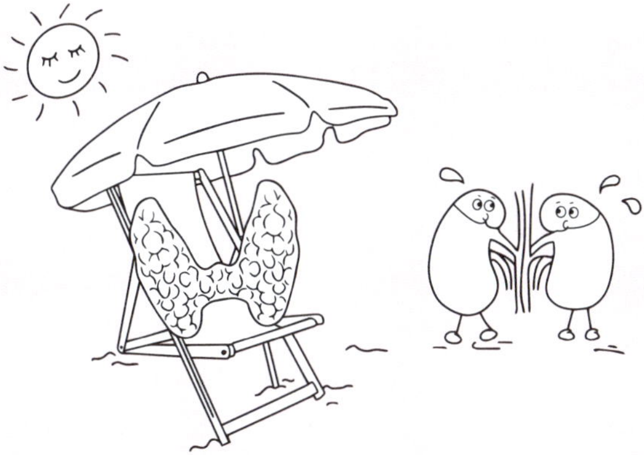

Die Nebennieren springen als Vertretung für die Schilddrüse ein, aber das kann auf Dauer nicht gut gehen.

Um diese Müdigkeit zu bekämpfen, greifen viele Betroffe zu ihrem vermeintlich besten Helfer, einer Tasse Kaffee oder einem anderen koffeinhaltigen Getränk. So kann man die Müdigkeit aber leider immer nur kurzfristig unterdrücken und oft nur deshalb, weil das Koffein dafür sorgt, dass Stresshormone wie Cortisol und Adrenalin ausgeschüttet werden.

Wenn du unter chronischer Müdigkeit leidest, dann sind deine Nebennieren meist schon tief erschöpft. Bei ihnen handelt es sich nämlich, ebenso wie die Schilddrüse, um Hormondrüsen und die produzieren die Stresshormone Adrenalin, Noradrenalin und Cortisol. In einem gesunden Körper wird weder zu viel noch zu wenig Cortisol ausgeschüttet, sodass du in einer Notsituation wie auf Knopfdruck »auf Zack« bist, ansonsten jedoch entspannt und frohgemut durch deinen Tag gehen kannst!

Bei chronischer Müdigkeit, auch chronisches Fatigue-Syndrom genannt, wird oft eine Nebennierenschwäche als Ursache genannt. Viele Gesundheitsexperten berücksichtigen hier leider den wichtigen Zusammenhang zur Schilddrüse nicht, denn die Nebenniere ist vor allem dann erschöpft, wenn die Schilddrüse schon lange Zeit in der Unterfunktion verweilt! Schafft die Schilddrüse es nicht mehr, ausreichend T4 und T3 zu produzieren, springt die Nebenniere ein – sozusagen als »Urlaubsvertretung«. Auch Stresshormone haben, so wie die Schilddrüsenhormone, eine aktivierende Wirkung. Das Problem dabei: Wenn die Schilddrüse zu lange Urlaub macht, ist auch die Nebenniere irgendwann erschöpft, schließlich kann auch sie zwei Fulltimejobs langfristig nicht alleine erledigen – also den Job der Schilddrüse und ihren eigenen. Niemand kann das.

In der Folge kommt es also zur Nebennierenschwäche. Jetzt produziert die Nebenniere zuerst mehr Stresshormone und irgendwann so gut wie gar keine Hormone mehr. Die Folge: Man ist nur noch müde, erschöpft, kann selbst mit den geringsten Stresssituationen nicht mehr umgehen. Langfristig kann das zum Burn-out führen.

Wichtig ist es daher, nicht die Nebennierenschwäche zu behandeln, sondern die eigentliche Ursache, nämlich die Schilddrüsenunterfunktion! Der Grund: Wenn die Schilddrüse wieder aktiver wird, mehr Hormone produziert und diese auch an ihre Zielorte, also in die Zellen gelangen, dann erholen sich die Nebennieren fast von alleine!

SCHLAFSTÖRUNGEN

Das Karussell der Symptome dreht sich weiter: Zusätzlich zur andauernden Müdigkeit leiden viele der betroffenen Menschen an Schlafproblemen, die die allgemeine Erschöpfung während des Tages nur noch verschlimmern: Nachts können sie nicht schlafen, und tagsüber sind sie müde. Das kommt einer Folter gleich! Manche der Betroffenen leiden an Einschlafstörungen, viele aber auch an Durchschlafstörungen. Das heißt: Sie können zwar gut einschlafen, aber wachen nachts immer wieder auf, um auf die Toilette zu gehen oder liegen stundenlang wach. Eine typische Aufwachzeit für den Toilettengang ist zwischen zwei und drei Uhr. Der Grund: Die Leber kann wegen des Hormonungleichgewichts der Schilddrüse nicht mehr genug Glukose speichern, um den Blutzuckerspiegel die ganze Nacht über stabil zu halten.

Viele Menschen greifen dann zu Schlaftabletten oder zum Melatoninspray, vergessen dabei aber, dass Melatonin auch wieder ein Hormon ist, das in das eigene Hormongleichgewicht eingreift. So setzt sich der ungesunde Kreislauf weiter fort ...

Wenn es dir jedoch gelingt, deine Schilddrüsenhormone auf natürliche Weise in Balance zu bringen, wird sich nicht nur deine Schlafqualität verbessern, sondern auch deine Tagesmüdigkeit wird verschwinden – all das, weil dein Stoffwechsel wieder angekurbelt wird. Das Tolle: Diese Erfolge stellen sich rasch ein, sobald dein hormonelles Gleichgewicht wiederhergestellt ist!

PMS – WENN »DIE TAGE« ZUR QUAL WERDEN

Durchschnittlich ab dem 13. Lebensjahr setzt bei den meisten jungen Frauen der Zyklus ein. Ab diesem Zeitpunkt erleben sie einmal pro Monat die Periode. Für viele, ja viel zu viele von uns, beginnt damit sehr oft eine höchst unangenehme, meist schmerzvolle, manches Mal auch qualvolle monatliche »Heim-

Normaler und erhöhter Hormonzyklus

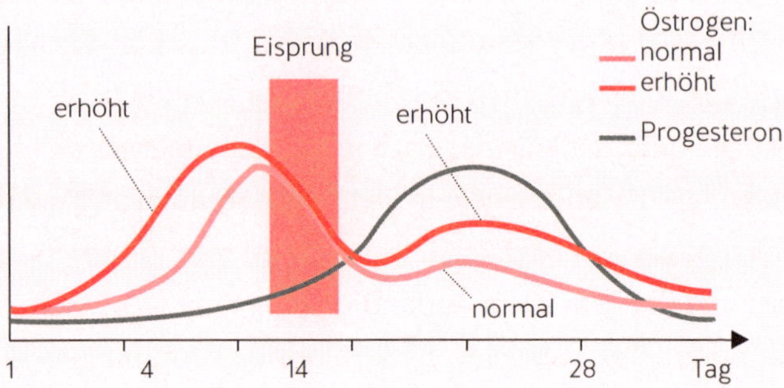

Normaler gesunder Verlauf von Östrogen und Progesteron und hormonelle Störungen, die bei einer Schilddrüsenunterfunktion auftreten können (erhöhtes Östrogen).

suchung«. Denn viele Frauen leiden massiv an PMS, dem prämenstruellen Syndrom. Und das kann durch seine verschiedenen, höchst lästigen Erscheinungsformen, schon einmal einen nicht unerheblichen Teil des Monats negativ beeinflussen. Bei gesunden Frauen, deren Hormone sich im Gleichgewicht befinden, ist diese monatliche Blutung ein toller Reinigungsprozess des weiblichen Körpers: Toxine werden über das Menstruationsblut ausgeschwemmt, während sich die Gebärmutter gleichzeitig auf einen neuen Zyklus und eine mögliche Befruchtung vorbereitet. Ist dieses Hormongleichgewicht jedoch nicht gegeben, stellt sich für viele Frauen – völlig zu Recht – die Periode als die absolut schlimmste Zeit des Monats dar. Denn diese typischen Symptome des prämenstruellen Syndroms sind definitiv nicht ohne: brauner Ausfluss, Brustspannen, Durchfall, unreine Haut, Heißhungerattacken, Kopfschmerzen, Müdigkeit und Schlafstörungen, erhöhte Schmerzempfindlichkeit, Stimmungsschwankungen, Verdauungsstörungen und Völlegefühl (Blähbauch) und so weiter gehören dazu.

DENKFEHLER! **Bei Regelschmerzen, Hautproblemen oder PMS verschreiben Frauenärztinnen und -ärzte nicht selten die Verhütungspille. Aber ist das tatsächlich eine Lösung? Durch hormonelle Verhütungsmittel wird die natürliche Periode unterbunden! Auch wenn eine »Blutung« stattfinden sollte, handelt es sich mitnichten um eine Periodenblutung, sondern eine Abbruchblutung, und die hat mit einem natürlichen Zyklus nichts mehr zu tun. Die jahrelange Einnahme von hormonellen Verhütungsmitteln kann ein Hormonungleichgewicht wie die Östrogendominanz auf Dauer in vielen Fällen sogar verstärken, was sich wiederum negativ auf die Schilddrüse auswirkt.**

Die Alternative ist zum Beispiel die natürliche Familienplanung, kurz NFP. Und auch wenn natürliche Verhütungsmethoden zunächst eine gewisse »Eingewöhnungsarbeit« erforderlich machen, lohnt sich dieser anfängliche Aufwand. Und noch einen Vorteil hat die Sache: Du lernst deinen Körper auf diese Weise noch viel besser kennen.

Die Symptome des prämenstruellen Syndroms (PMS) zeigen sich meist zwei bis drei Tage bevor die Blutung einsetzt. Einige Frauen leiden jedoch schon eine Woche davor unter Symptomen, was die PMS-Leidenszeit verlängert. Während bei manchen Frauen nach dem Eintreten der Blutung immerhin endlich die Erlösung eintritt und die Symptome verschwinden, geht es bei anderen jetzt erst richtig los. Mit der Regelblutung, kommt es bei ihnen zu unangenehmen Menstruationsbeschwerden wie depressiven Stimmungen, Durchfall, Kopfschmerzen oder sogar Migräne, Schlaflosigkeit, Schmerzen im unteren Rückenbereich, Schmerzen und Krämpfe im Unterbauch, Schwindel, Übelkeit und Brechreiz sowie übermäßigem Blutverlust.

WIE ES MIR GING

Gefangen in der Hormonfalle

Ich kann mich noch gut an dieses ewige Pillen-Dilemma erinnern. Schon im Alter von 14 Jahren habe ich das erste Mal die Verhütungspille genommen. Mein damaliger Frauenarzt verschrieb sie mir als Superlösung gegen Regelschmerzen und Akne. Und das, obwohl das Thema Verhütung zu diesem Zeitpunkt noch gar nicht zur Debatte stand! Dass meine Schilddrüse und mein gesamter Stoffwechsel diese Hormonschübe aus dem Nichts heraus gar nicht gut fanden, habe ich erst viel später begriffen. Also schluckte ich sieben Jahre lang brav die Pille im festen Glauben, meinem Körper etwas Gutes zu tun! Später wechselte ich zu anderen hormonellen Kontrazeptiva – einem Vaginalring und dann zur Spirale. Doch zu keinem Zeitpunkt hatte ich auch nur die leiseste Ahnung, was ich meinem Hormonstoffwechsel damit eigentlich antat. Als ich mich jedoch immer intensiver mit dem Studium der Hormone beschäftigte, wurde mir Stück für Stück klar, dass alle meine monatlichen Beschwerden, das PMS und die heftigen Schmerzen ihre Ursache in einer Östrogendominanz haben mussten. Als erste Reaktion rannte ich wie ein aufgescheuchtes Huhn von einem Spezialisten zum anderen. Ich war wie besessen davon, alles testen zu lassen: Hormone im Blut, Hormone im Speichel, Cortisol, Progesteron, Östrogen, DHEA (das Steroidhormon Dehydroepiandrosteron) und Testosteron – und zwar mehrfach, also auch noch zu unterschiedlichen Zeitpunkten im Zyklus. Ich dachte, je mehr getestet würde, desto aussagekräftiger wären die Resultate, denn irgendetwas musste mir doch neue Erkenntnisse und damit Linderung verschaffen und den monatlichen Qualen ein Ende bereiten. Mit großer Hoffnung und voller Euphorie entdeckte ich dann die Existenz von bioidentischen Hormonen. Hurra! Endlich hatte ich den heiligen Gral gefunden! Es klang alles so vielversprechend: Auf diese Weise kann man also den Mangel an Progesteron ausgleichen. Bald würde ich mich bestimmt wieder besser fühlen. Also kratzte ich mein mit mehreren Nebenjobs im Studium mühsam verdientes Geld zusammen und brachte es zu diversen Spezialisten für naturidentische Hormone. Leider ohne den geringsten Erfolg.

Die meisten Frauen nehmen diese Symptome einfach so hin, nach dem Motto: »Das gehört zum Frausein eben dazu«. Aber, Achtung: Diese Symptome sind alles andere als normal! Jeden Monat starke Schmerztabletten einnehmen zu müssen, um halbwegs zu funktionieren, das kann und darf nicht normal sein! Es ist vielmehr ein überdeutliches Zeichen, dass der Körper und seine Hormone aus dem Gleichgewicht geraten sind. Viele Frauen leiden zusätzlich auch noch unter dem polyzystischen Ovarialsyndrom (PCOS), unter Endometriose oder anderen schmerzhaften homonell bedingten Erkrankungen.
Treten wegen einer Schilddrüsenunterfunktion oder Hashimoto heftige PMS-Symptome oder Regelschmerzen auf, so liegt das sehr oft an einem erhöhten Östrogenspiegel: Viele Frauen haben eine Östrogendominanz, das heißt, ihr Östrogenspiegel ist im

Verhältnis zum Progesteronspiegel viel zu hoch. Diese Östrogendominanz wird durch die Verhütungspille oder andere hormonelle Verhütungsmittel (Hormonspirale, Hormonring, Hormonpflaster) leider noch befeuert.

BIOIDENTISCHE HORMONE SIND AUCH KEINE LÖSUNG

Warum hatte die Behandlung mit sogenannten natürlichen Hormonen nicht funktioniert? Damals hatte ich einfach noch keine Ahnung davon, was absolut wichtig zu wissen ist: Nur weil etwas »bioidentisch« heißt, ist es nicht natürlich! Denn selbst pflanzliche Stoffe wie Mönchspfeffer, Phytoöstrogene, Hormontees oder andere Nahrungsergänzungsmittel mit hormonfreundlicher Zusammensetzung kommen zwar aus der Natur, aber niemals aus unserem eigenen Körper. So ist es nur logisch, dass auch diese Substanzen das Problem nicht an der Wurzel packen können.

Nur wenn du es selbst schaffst, deine eigene Hormonproduktion wieder zu aktivieren und außerdem deinen bisherigen Lebensstil überdenkst, kann sich langfristig etwas verändern! Durch jede Zufuhr von außen, egal, ob es sich um rein pflanzliche oder chemische Produkte handelt, kannst du dein natürliches Hormongefüge nicht wiederherstellen, sondern bringst es mit zielgerichteter Sicherheit nur aus dem Gleichgewicht! Als Reaktion darauf wird dein Körper gegensteuern und ein neuer fataler Kreislauf beginnt.

MÖGLICHE URSACHEN DES HORMONUNGLEICHGEWICHTS

Was also kannst du stattdessen tun? Mein Rat: Pack das Problem direkt an der Wurzel und versuche zunächst herauszufinden, was die möglichen Ursachen für das Hormonungleichge-

Schilddrüsenhormone wirken auf die Keimdrüsen

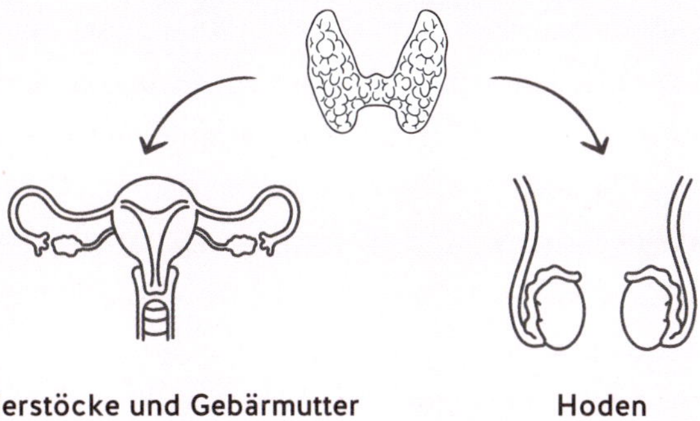

Schilddrüsenhormone haben direkten Einfluss auf die Keimdrüsen, also bei Frauen auf die Eierstöcke und bei Männern auf die Hoden.

wicht sein könnten, das in deinem Falle vorliegt. Und da kommt natürlich sofort deine beste Freundin, die liebe Schilddrüse wieder ins Spiel! Als größte Hormondrüse des Körpers hat sie nicht nur auf den Stoffwechsel, sondern auch auf die Sexualhormone enormen Einfluss!

Die weiblichen Sexualhormone werden vor allem in den Eierstöcken, aber auch in den Nebennieren und im Gehirn – genauer in der Hypophyse und im Hypothalamus – produziert. All diese Hormondrüsen werden von den Schilddrüsenhormonen direkt beeinflusst. Kommt es hier zu einem Ungleichgewicht, führt das zu intensiven Problemen im weiblichen Hormonhaushalt, die sich als PMS und in Form von Regelschmerzen äußern können.

Was viele Menschen nicht wissen: Es gibt noch weitere Hormondrüsen, die die Östrogenproduktion fleißig erhöhen, nämlich Fettzellen. Bei den Fettzellen handelt es sich also ebenfalls um endokrine Drüsen, die Östrogen produzieren können. Viele Fettzellen führen zu noch mehr Östrogen. Und dieses ungewollte Zuviel an Östrogen wird durch eine Schilddrüsenunterfunktion indirekt unterstützt. Durch die Unterfunktion ist der Stoffwechsel des Körpers ja bereits verlangsamt, wodurch immer mehr Fett eingelagert wird. Diese Fettreserven tragen zur Erhöhung des Östrogenspiegels bei – die Östrogendominanz verschlimmert sich also.
Und so entsteht wieder einmal ein irrer Teufelskreis, denn je mehr Östrogen zirkuliert, desto weniger Schilddrüsenhormone werden produziert, und je weniger Schilddrüsenhormone produziert werden, desto mehr Östrogen wird ausgeschüttet, und die Östrogendominanz verschlimmert sich

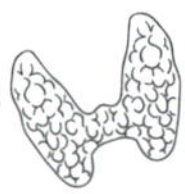

DAS MEINT DIE SCHILDDRÜSE! **Ich bin ja ein Teil von dir und leide mit, wenn du Monat für Monat Schmerzen ertragen musst! Ich kann so gut verstehen, dass du irgendwann an den Punkt kommst, an dem du dich fragst: »Warum haben es Frauen nur so schwer?«. An dieser Stelle möchte ich dir aber einen ganz wichtigen Hinweis geben: Regelschmerzen oder das prämenstruelle Syndrom sind Hilferufe deines Körpers! Er will dir damit sagen, dass etwas nicht stimmt. Klar brauchst du dann Schmerztabletten, um deinen Alltag bewältigen zu können, doch sei dir darüber im Klaren, dass die Schmerztabletten die tatsächliche Ursache für deine**

Schmerzen nicht beseitigen werden. Auch Hormone, egal, ob chemische oder pflanzliche, bringen mich durcheinander – und nicht nur mich, sondern noch viel mehr meine Kollegen und Freunde, die Geschlechtsdrüsen. Wir versuchen, uns zwar immer wieder einzupendeln, stimmen uns ab und halten regelmäßig innerkörperliche Strategiemeetings ab, um zu besprechen, wie wir wieder gemeinsam an einem Strang ziehen können. Doch dann wirfst du im nächsten Monat wieder eine dieser Chemiekeulen ein oder du trinkst Tee, der die Hormone beeinflusst, und das schöne Zusammenspiel wird erneut massiv gestört: Unsere Strategien passen dann nicht mehr. Wir sind wieder einmal gezwungen, sie zu ändern und müssen abermals gegensteuern. Du meinst es nur gut und glaubst das Richtige zu tun. Aber leider ist genau das Gegenteil der Fall! Lass uns doch bitte einfach unseren Job machen. Wir wissen genau, was wir tun. Wir kennen unsere Aufgaben. Deshalb appelliere ich an dich: Unterstütze uns lieber mit Nährstoffen und Ruhe! Wenn du an uns glaubst, dann können wir gemeinsam die Dinge für dich ins Lot bringen. Ja, das braucht Zeit. »Spontanheilung« ist nicht drin. Doch langfristig werden wir die Lage in den Griff bekommen – ganz ohne hormonelle Mittel.

ÖSTROGENDOMINANZ UND PROGESTERONMANGEL

Es ist also klar: Gemeinsam mit anderen Hormondrüsen deines Körpers agiert die Schilddrüse wie eine echte Freundin und immer in deinem Sinne! Je stärker du jedoch in deinen Hormonhaushalt eingreifst, desto schwieriger machst du es deinem Hormonsystem, in Balance zu bleiben. Wenn du es aber schaffst, diesen Teufelskreis zu durchbrechen und die Schilddrüse auf

Ziemlich beste Freunde – Trijodthyronin und Progesteron

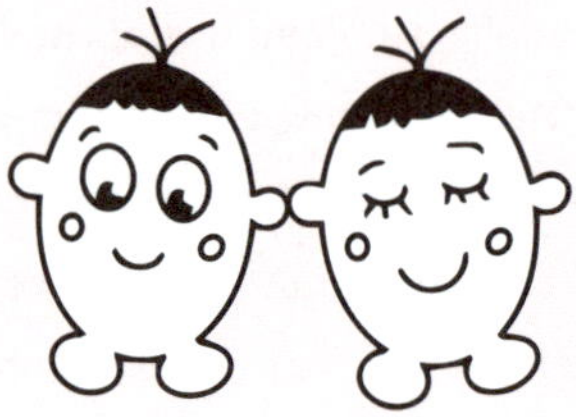

Trijodthyronin (T3) Progesteron

Das Schilddrüsenhormon Trijodhtyronin (T3) kann ähnlich wirken wie das Hormon Progesteron. Sie fördern sich gegenseitig wie beste Freunde.

natürliche Weise zu aktivieren, dann produziert dein Körper wieder mehr vom wundervollen Hormon Progesteron.
Dieses Geschlechtshormon wird auch »Hormon der Gelassenheit« genannt und hat viele wunderbare Eigenschaften: So wirkt es nicht nur entzündungshemmend, sondern sorgt auch für mehr Gelassenheit und gute Laune, eine reine Haut und verbessert den REM-Schlaf. REM steht für Rapid Eye Movement und bezeichnet die Schlafphase, die durch extrem schnelle Augenbewegungen gekennzeichnet ist. Und stimmt der Progesteronspiegel wieder, fällt auch das Abnehmen leichter. Kein Wunder also, dass Progesteron vielen als Schönheitshormon gilt.
Unser aktives Schilddrüsenhormon Trijodthyronin (T3) wirkt im Körper übrigens ganz ähnlich wie Progesteron! Man könnte die beiden auch als ziemlich beste Freunde bezeichnen.

Gegenspieler – Trijodthyronin und Östrogen

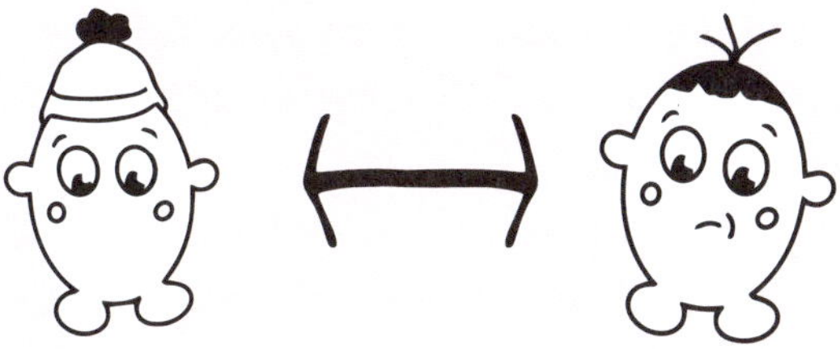

Trijodthyronin (T3) **Östrogen**

Das Schilddrüsenhormon T3 und Östrogen sind Antagonisten, also Gegenspieler: Je mehr Östrogen im Körper kursiert, desto weniger Trijodthyronin (T3) wird produziert und desto weiter steigt der Östrogenspiegel an.

Östrogen hingegen hat teils gegenteilige Eigenschaften: Es macht müde, ja sogar schläfrig, sorgt für eine langsamere Verdauung und einen verlangsamten Stoffwechsel, führt zu Wassereinlagerungen und zu Gewichtszunahme. Östrogen wirkt also als Gegenspieler (Antagonist) des Trijodthyronin (T3). Deshalb ist es so wichtig, dass die Schilddrüse ebenso wie die Umwandlung der Schilddrüsenhormone gut funktionieren, sodass möglichst viel Trijodtyroxin (T3) zirkuliert. So können sich die weiblichen Hormondrüsen auf natürliche Weise einpendeln, sodass du deinen Zyklus wieder als das Großartige erlebst, was er ja tatsächlich ist! Schließlich ist die monatliche Periode eine außergewöhnliche und natürliche Art der Entgiftung und Reinigung des Körpers. Dazu ist nur der weibliche Organismus befähigt. Das hat doch etwas, nicht wahr?

SCHWANGERSCHAFT & KINDERWUNSCH

Viele Frauen haben sich noch nie Gedanken über ihre Schilddrüse gemacht. Die meisten werden frühestens im Zusammenhang mit einer Schwangerschaft das erste Mal auf dieses kleine, jedoch so bedeutende Organ aufmerksam. Glücklicherweise wird mittlerweile bei vielen Schwangeren die Schilddrüse routinemäßig kontrolliert (wenn auch leider nicht bei allen). Das ist vor allem deshalb wichtig, weil ihre Funktionsweise auch großen Einfluss auf die Entwicklung des Ungeborenen hat. Darüber hinaus steigt der Bedarf an Schilddrüsenhormonen in der Schwangerschaft um nahezu 50 Prozent! Deshalb ist die Schilddrüse einer schwangeren Frau auch größer als die einer nicht schwangeren Frau. Wie gut oder schlecht die Versorgung mit Schilddrüsenhormonen der Mama funktioniert, kann sich sowohl auf den Intelligenzquotienten ihres Kindes auswirken als auch auf seine motorischen und sensorischen Fähigkeiten sowie auf sein Gehör und sein Sprachvermögen.
Die Schilddrüse auf Vordermann zu bringen lohnt sich also nicht nur in Zusammenhang mit dem eigenen Stoffwechsel, sondern ist besonders in Hinblick auf eine angenehme Schwangerschaft und für ein gesundes Baby von großer Bedeutung!

DENKFEHLER! **Viele Frauen, die zu mir in die Beratung kommen, glauben, dass sie ihre Schilddrüsentabletten absetzen müssen, bevor wir mit dem Programm richtig loslegen können. Das ist bei der Verhütungspille durchaus sinnvoll, jedoch bei Schilddrüsenhormonen nicht zu empfehlen, schon gar nicht in der Schwangerschaft! Stattdessen sollte die verschriebene Dosis weiterhin eingenommen werden. Parallel dazu beginnst du, dich ganzheit-**

lich mit deiner Schilddrüse auseinanderzusetzen und durch Ernährungs- und Lebensstiländerungen Schritt für Schritt deine Schilddrüse zu stärken. Wenn dann die Schilddrüse zusätzlich zu den Hormonen aus Tabletten wieder mehr eigene Hormone bildet, kann im zweiten Schritt die Dosis der Schilddrüsenmedikamente ausgeschlichen oder reduziert werden – niemals jedoch andersherum! Dies sollte aber bitte immer von deiner behandelnden Ärztin oder deinem Arzt begleitet werden.

Umso mehr freut es mich, dass viele Frauen sich durch die Schwangerschaft aktiv mit ihrer Schilddrüse beschäftigen und durch eine Ernährungsumstellung und Lebensstiländerung ihren Körper und ihre Schilddrüse zusätzlich stärken wollen. Leider höre ich auch immer wieder von Frauen, die in der Schwangerschaft die Schilddrüsenmedikamente selbstständig absetzen oder die vom Arzt verschriebenen Tabletten einfach nicht mehr nehmen. Daher meine dringenden Bitte: Macht das nicht! Ohne vorherige Konsultation einer Ärztin oder eines Arztes kann das sehr gefährlich werden!
Es ist nicht selten, dass Frauen schon lange vor einer Schwangerschaft unter Symptomen einer Schilddrüsenunterfunktion leiden, beispielsweise unter permanenter Müdigkeit, Gewichtsproblemen oder Haarausfall, diese Erkrankung selbst aber erst anlässlich einer Schwangerschaft festgestellt wird. Andere Frauen geraten erst nach der Schwangerschaft beziehungsweise nach dem Abstillen in eine Unterfunktion der Schilddrüse. Ursache sind hier die auftretenden Hormonschwankungen. Doch eine Schilddrüsenunterfunktion kann auch die Ursache für einen unerfüllten Kinderwunsch sein.

CHRISTINA
und ihr großer Traum

Christina wollte immer Kinder haben. Mit ihrem Freund hatte sie alles perfekt geplant: Zuerst beendeten beide ihre Ausbildung und ihr Studium, dann wurde ein Haus mit ausreichend viel Platz für Kinder gebaut. Das Nest war bereitet, nur die Kinder fehlten noch zum großen Glück.
Doch Monat für Monat setzte Christinas Periode pünktlich ein. Der Besuch beim Frauenarzt war ernüchternd. Nachdem er viele verschiedene Tests durchgeführt hatte, teilte er ihr auf wenig einfühlsame Weise mit, dass das mit der Schwangerschaft bei ihr nichts mehr werden würde. Sie habe keine Eizellreserven mehr, ihr AMH-Wert (Anti-Müller-Hormon) sei viel zu niedrig und überhaupt wäre sie quasi unfruchtbar.
Für Christina brach eine Welt zusammen. Mit 32 Jahren unfruchtbar? Zutiefst geschockt verließ sie die Praxis. Doch sie war nicht bereit, ihren großen Traum von der eigenen Familie aufzugeben. So suchte sie nach Alternativen.
Einige Monate später kam Christina zu mir in die Beratung. Sie wollte ihre Schilddrüsenhormone wieder in ihr natürliches Gleichgewicht bringen. Die Hoffnung auf eine eventuell doch mögliche Schwangerschaft trieb sie an. Christina ließ sich voll und ganz auf den Coachingprozess ein: Sie stellte ihre Alltagsroutinen völlig um, reduzierte ihren Stress und begann, sich anders zu ernähren. Nach nur drei Monaten konnte sie verkünden: »Ich bin schwanger! Es ist so unglaublich, ich, die eigentlich unfruchtbar sein sollte, bin nun doch schwanger geworden!« Sie war außer sich vor Glück! Das ist mittlerweile zwei Jahre her. Heute ist Christina stolze Mama eines völlig gesunden Kindes.

Solche Erfolgsgeschichten machen auf beeindruckende Weise deutlich, was durch das richtige und vor allem natürliche Empowerment der Schilddrüse alles möglich wird! Nur drei Monate nach der niederschmetternden Diagnose konnte Christina die lang ersehnte Schwangerschaft bekannt geben! Das ist wieder einmal ein deutlicher Beweis dafür, wie rasch der Körper sich erholen kann, wenn wir ihm die Möglichkeit dazu geben. Was aber darüber hinaus noch sehr lehrreich an Christinas Beispiel ist: Sie hatte schon lange Schilddrüsenmedikamente eingenommen – auch während sie vergeblich versuchte, schwanger zu werden. Doch erst durch die Umstellung ihrer Ernährung und ihres Lebensstils war ihr Körper in der Lage das Schilddrüsenhormon Thyroxin (T4) in die aktive Form Trijodthyronin (T3) umzuwandeln und in die Zellen zu transportieren, wo es seine Wirkung entfalten konnte. Wieder einmal hat das Schmetterlingsorgan seine ganz spezielle Magie entfaltet, weil es intensiv und klug unterstützt wurde.

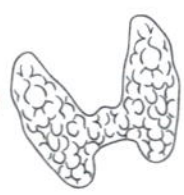

DAS MEINT DIE SCHILDDRÜSE!

Wünschst du dir sehnlichst ein Kind, wirst aber einfach nicht schwanger? Dann verzage nicht: Oft handelt es sich hier um eine wichtige Schutzreaktion deines Körpers, weil er merkt, dass etwas nicht stimmt. Vielleicht hat er zu viel Stress, leidet unter einem Nährstoffmangel oder kämpft gegen ein Hormonungleichgewicht an. In diesem Fall will der Körper zunächst dieses Gleichgewicht wiederhergestellt wissen, damit ein gesundes Baby in dir heranwachsen kann. Es ist eigentlich wunderbar: Erst wenn dein Körper sich fit und gesund fühlt, ist er bereit für

eine Schwangerschaft – zu deinem Schutz und zum Schutz deines Babys. Wenn ich, deine Schilddrüse, erkenne, dass die Bedingungen für eine gesunde und erfolgreiche Schwangerschaft nicht gegeben sind, muss ich unbedingt dafür sorgen, dass du keinen Eisprung hast, die Eizelle nicht befruchtungsfähig ist oder sich die Eizelle nicht einnisten kann. Du würdest sonst eine Schwangerschaft nicht überstehen, vielleicht, weil dein Körper nicht über genug Nährstoffe verfügt. Es kann aber auch sein, dass ein Fötus unter diesen Umständen nicht überleben könnte, deswegen verhindere ich – im Zusammenspiel mit anderen Kollegen – eine Schwangerschaft und sorge vorübergehend für Unfruchtbarkeit. Manchmal passiert es auch, dass dein Körper erst während der Schwangerschaft bemerkt, dass er nicht bereit oder der Fötus nicht überlebensfähig ist, dann kommt es zu einer Fehlgeburt. Das möchten wir natürlich beide nicht! Lass mich also so wirken, wie ich es für richtig halte und vertrau mir. Es ist nur zu deinem Besten und zum Wohle deines künftigen Kindes!

Gelingt es einer Frau nicht, schwanger zu werden, ist häufig die Schilddrüse beteiligt. Der weibliche Körper hat die magische Kraft, Leben zu gebären. Die Entwicklung von der Eizelle bis zum lebensfähigen Säugling gleicht einem Wunder. Damit dieses Wunder jedoch geschehen kann, müssen viele Zahnräder reibungslos ineinandergreifen. Die Schilddrüse hat als größte Hormondrüse im Körper sehr viel Einfluss auf die weiblichen Hormone und die weiblichen Sexualorgane, also die Eierstöcke, die Gebärmutter und die Brüste. Bei vielen Kinderwunschbehandlungen wird durch eine Hormontherapie, also die Gabe von Hormonen, versucht, das Hormongleichgewicht wiederher-

zustellen, anstatt zu erforschen, wo die Ursachen dafür liegen. Sorgt man jedoch durch eine Umstellung der Ernährung und des Lebensstils wieder für Ausgleich, kann der Körper auf natürliche Weise die richtigen Hormone in der richtigen Menge herstellen. Der organische Stress legt sich und der Körper ist nach einer gewissen Zeit bereit für eine Schwangerschaft.
Ein weiterer Mythos, der sich hartnäckig hält, besagt, dass für eine Schwangerschaft der TSH-Wert kleiner als eins sein muss. Doch es ist schwierig, alleine anhand des TSH-Werts die Schilddrüsenfunktion zu beurteilen. So kann der TSH-Wert beispielsweise auch durch Stress herabgesetzt sein. Das Laborergebnis zeigt dann, dass der TSH-Wert super (also niedrig) ist, jedoch nur aus einem einzigen Grund: weil die Stresshormone erhöht sind. Deshalb sollte ein niedriger TSH-Wert nicht das Ziel sein, weil der eben auch ein ungesundes Zeichen sein kann, vor allem im Zusammenhang mit Stress.
Übrigens kann man auch mit einem TSH-Wert über eins eine wundervolle Schwangerschaft erleben. Sich um eine gesunde Schilddrüse zu kümmern, ist in diesem Zusammenhang sehr viel wichtiger, als die perfekten Blutwerte zu haben.

DIE WECHSELJAHRE UND IHRE HERAUSFORDERUNGEN

Die Wechseljahre sind für viele Frauen noch immer ein Schreckgespenst! Diese Zeitspanne, die uns alle emotional, figurtechnisch und viele andere körperliche Befindlichkeiten betreffend vor ziemlich große Herausforderungen stellt. Nicht wenige Frauen kommen spätestens in den Wechseljahren erstmals so richtig in Kontakt mit ihrer Schilddrüse. Die meisten konnten

eigentlich ihr Gewicht bislang gut halten, doch plötzlich – als ob ein Schalter umlegt worden wäre – bewegt sich die Anzeige auf der Waage immer nur in eine Richtung: aufwärts!
Zu den weiteren typischen Symptomen während dieser Zeit im Leben einer Frau können außerdem Blutdruckschwankungen, Gereiztheit, Haarausfall, Hitzewallungen, Konzentrationsstörungen, Libidoverlust, Nervosität, Schlafstörungen, trockene Schleimhäute und Stimmungsschwankungen gehören.
Als vermeintlich wirksame Lösung greifen viele Frauen dann zu Östrogencremes, die auf allen Kanälen als »Wundermittel« beworben werden. Doch Hände weg, denn sie machen alles nur noch viel schlimmer.

DENKFEHLER! **Wenn die Eierstöcke in den Wechseljahren allmählich ihre Arbeit aufgeben, wird weniger Östrogen produziert. Das eigentliche Problem ist jedoch nicht der niedrige Östrogenspiegel, sondern der Mangel an Progesteron! Progesteron und Östrogen sollten idealerweise im Verhältnis 100 : 1 in unserem Blut kursieren, das bedeutet ein Teil Östrogen auf 100 Teile Progesteron. Unser Körper benötigt also viel mehr Progesteron als Östrogen. Ist dieses Verhältnis aufgrund von fehlendem Progesteron gestört, dann spricht man von einer Östrogendominanz. Leider verschreiben viele Frauenärztinnen und -ärzte in den Wechseljahren aber zusätzlich Östrogen (als Creme oder in Tablettenform), was die Symptome nicht zum Abklingen bringt, sondern im Gegenteil noch verschlimmert. Was man in den Vereinigten Staaten schon lange erkannt hat, wird leider in Deutschland noch immer missverstanden.**

Wechseljahre? Was ist das?

Die Wechseljahre sind ein Phänomen der sogenannten zivilisierten Welt! Im Wortschatz vieler Sprachen gibt es gar kein Wort dafür, weil die Frauen dieser Kulturen diese Phase im Leben so nicht kennen.
Häufig sind die weiblichen Angehörigen von Naturvölkern auch sehr viel länger fruchtbar als die Frauen in den westlichen Industrieländern. Und wenn ihre Periode schließlich aussetzt, geschieht das oft von einem Monat auf den anderen, ohne unangenehmen Zwischenphasen mit all den unliebsamen Symptomen.

Wie du auf Seite 78 erfahren hast, ist Progesteron der beste Freund des Schilddrüsenhormons Trijodthyronin (T3). Wenn du also deine Schilddrüse ganzheitlich stärkst und auch die Umwandlung der Schilddrüsenhormone in ihre aktive Form T3 förderst, kann dein Körper mehr Progesteron bilden und die lästigen Wechselsjahrssymptome können deutlich gemildert werden oder sogar ganz verschwinden.
Dein Lebensstil, deine Ernährung und dein Umfeld haben einen enorm großen Einfluss auf die Bildung und Steuerung der Hormone. Und diese Erkenntnis beinhaltet, wie ich finde, gleichzeitig eine große und wunderbare Chance! Manchmal reichen bereits wenige Veränderungen im Lebensstil, um das Hormongleichgewicht wiederherzustellen, sodass eine deutliche Milderung der Symptome und ja, auch der Wechseljahrsbeschwerden eintritt. Viele Frauen, die zu mir kommen, haben diesbezüglich oft ein gewisses fatalistisches Denken entwickelt.

Sie sind der Meinung, die Unannehmlichkeiten der Wechseljahre wären quasi in Stein gemeißelt und man könne ihnen nicht entkommen. Kein Wunder, wenn man sich nur die einschlägigen Artikel in den Frauenzeitschriften ansieht, die genau in diese Kerbe schlagen. Ich sehe es als meine Aufgabe an, mit diesem Buch auch am Mythos der Wechseljahre zu rütteln und dich rund um dieses Thema mit neuen, frischen Gedanken zu versorgen. Keine Frau muss in der Agonie der Wechseljahre verharren. Es gibt viele Möglichkeiten, eigenständig ins Handeln zu kommen und Besserung herbeizuführen, um auch diese Phase des Lebens intensiv und mit allen Sinnen zu genießen!

»LASST MICH DOCH ALLE IN RUHE!« – STIMMUNGSSCHWANKUNGEN

Viele Frauen mit Schilddrüsenunterfunktion oder Hashimoto bemerken, wie stark ein Hormonungleichgewicht die Nerven angreifen kann: Nicht wenige plagen sich mit Angststörungen, Depressionen, sind häufig traurig, weinen, auch grundlos, oder ärgern sich über ihre Vergesslichkeit und fast alle leiden unter starken Stimmungsschwankungen.

Leider wird die wahre Ursache für diese Symptome, das Hormonungleichgewicht, nur in den seltensten Fällen in Betracht gezogen. Viele der betroffenen Frauen rücken nur den Symptomen zu Leibe – oft sogar dem Rat ihres Arztes oder ihrer Ärztin folgend: Sie schlucken Antidepressiva, trinken Nerventees oder werfen andere pflanzliche Mittel zur Beruhigung des Nervenkostüms ein. Doch auch eine Psychotherapie – als alleinige Maßnahme – kann nichts bewirken, wenn die Hormone immer wieder auf ihre Weise mitmischen.

SABINE

Stimmungsschwankungen – alles nur psychisch?

Sabine hat zwei kleine Kinder, die sie mächtig auf Trab halten: Tochter Marlene möchte pünktlich in den Kindergarten gebracht und Sohn Simon will regelmäßig zum Fußballtraining chauffiert werden. Nicht selten muss noch ein Kuchen gebacken werden, während die Wäsche höhnisch aus dem Korb grinst und dringend darauf wartet, endlich gebügelt zu werden. So oder ähnlich gestaltet sich Sabines häuslicher Alltag.

Doch damit nicht genug, arbeitet sie seit Kurzem wieder 20 Stunden pro Woche, um den Anschluss an die Arbeitswelt nicht zu verlieren. Um die Pfunde, die sich seit ihrer zweiten Schwangerschaft hartnäckig an ihren Hüften festklammern, loszuwerden, versucht sie, pro Woche auch noch zwei Aerobic-Stunden in ihrem sowieso schon übervollen Kalender unterzubringen. Alles in allem ein wahres Marathonprogramm, das Sabine da Woche für Woche abspult und das inzwischen durch starke Stimmungsschwankungen torpediert wird. Immer öfter fährt Sabine daher auch schon bei Kleinigkeiten aus der Haut. Wenn ihre Kinder die Schuhe im Flur liegen lassen, schreit sie sie an, als sei etwas wirklich Schlimmes passiert.

Auch ihr Mann bekommt jeden Abend, wenn er vom Job nach Hause kommt, eine geballte Ladung schlechter Laune ab. In diesen Momenten agiert Sabine wie ferngesteuert. Die Gefühle gehen mit ihr durch. Sie ist nicht mehr sie selbst. Sabine merkt nach ihren Ausbrüchen jedes Mal, dass sie völlig übertrieben hat und fühlt sich dementsprechend schlecht. Durch das ständige Streiten leidet die Beziehung zu ihrem Mann und die zu ihren Kindern. Da sie schon länger den Verdacht hat, dass irgendetwas mit ihrer Schilddrüse nicht stimmt, hat Sabine ihren Hausarzt auf ihre

Symptome angesprochen: Ihr Stoffwechsel scheint trotz regelmäßiger Tabletteneinnahme sehr träge zu sein: Sie nimmt einfach nicht ab, die regelmäßige sportliche Betätigung bewirkt rein gar nichts, ihr ist ständig kalt und ihre Haare fallen ihr aus. Wie nicht anders zu erwarten, erklärt ihr der Arzt, dass sie mit den Schilddrüsentabletten »sehr gut eingestellt« sei und ihre Stimmungsschwankungen daher psychischer Natur sein müssen.
Sabine will sich mit dieser »Diagnose« aber nicht abfinden und beginnt eigenständig – zusätzlich zur Tabletteneinnahme –, ihre Schilddrüse auf natürliche Weise zu stärken: durch gesunde Ernährung und indem sie Stress reduziert. Schon wenige Wochen später spürt sie, wie eine innere Ruhe einkehrt. Inzwischen kann sie vieles lockerer nehmen und ist trotz der intensiven Belastung durch Familie, Haushalt und Job sehr viel entspannter. Sie hat es geschafft, ihre Hormone ins Gleichgewicht zu bringen und wird durch mehr Work-Life-Balance belohnt!

Und Sabines Geschichte ist bei Weitem kein Einzelfall. Du fragst dich jetzt vielleicht, warum das so ist. Nun, die Schilddrüse hat nun einmal direkten Einfluss auf unser Gehirn. Das zeigt sich beispielsweise auch daran, dass der Fötus im Laufe der Schwangerschaft in seiner Entwicklung gestört wird, wenn die Mama unter einem Ungleichgewicht der Schilddrüsenhormone leidet. Die Schilddrüsenhormone beeinflussen also unser Gehirn und auch unser Nervensystem ganz massiv. Viele Menschen, die von einer Schilddrüsenunterfunktion betroffen sind, kennen diesen »Gehirnnebel«, der den Kopf permanent zu umwabern scheint. Der englische Ausdrücke dafür ist Brain Fog, der häufig auch als »Watte im Kopf« beschrieben wird.

Brain Fog – Nebel im Gehirn

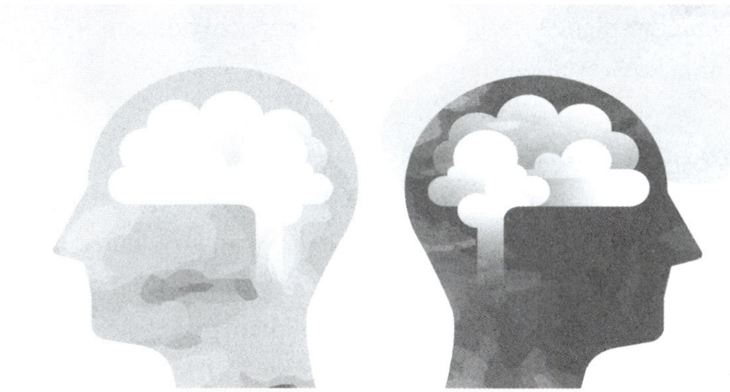

Viele Betroffene von Hashimoto oder einer Schilddrüsenunterfunktion haben das Gefühl von »Watte im Kopf«.

Doch was passiert da genau? Durch die Unterfunktion der Schilddrüse wird die Energieproduktion gesenkt, wodurch sich auch der Blutfluss im Gehirn verringert. Dazu kommt eine niedrigere Körpertemperatur, die die Weiterleitung der Nervenimpulse ebenfalls verlangsamen kann. Im Ergebnis fühlt man sich träge und manchen Menschen kommt es vor, als hätten sie einen »Schleier« vor den Augen.

Die gute Nachricht ist: Wird die Schilddrüse wieder aktiver, lichtet sich dieser unangenehme Nebel schnell und man erlebt eine wunderbare erfrischende, geistige Klarheit!

SONSTIGE SYMPTOME DER UNTERFUNKTION

Die bisher beschriebenen Symptome kanntest du im Zusammenhang mit der Schilddrüse vielleicht schon. Hättest du aber gedacht, dass auch ein zu hoher Cholesterinspiegel, ein zu niedriger Vitamin-D3-Spiegel, Wassereinlagerungen, Cellulite und lichter werdende Augenbrauen von einer Schilddrüsenunterfunktion herrühren können?

ZU HOHE CHOLSTERINWERTE

Schauen wir uns das angeblich so »böse« Cholesterin einmal näher an. Viele Frauen kommen mit der Schreckensnachricht von der ärztlichen Untersuchung zurück, dass ihr Cholesterinspiegel sehr stark erhöht sei. Sie haben dann meist auch die strikte Anweisung bekommen, auf keinen Fall mehr Hühnereier zu essen und ab sofort Cholesterinsenker zu nehmen! Aber Achtung: Nichts könnte falscher sein!

DENKFEHLER! **Leider wird Cholesterin immer noch zu Unrecht verteufelt! Irgendwann in den 1960er-Jahren wurden dem Cholesterin plötzlich negative Eigenschaften nachgesagt – vor allem vonseiten der Margarine-Industrie. Diese Behauptung hat sich bis heute gehalten und treibt noch immer ihr Unwesen. Richtig ist: Ein zu hoher Cholesterinspiegel ist ein klares Zeichen für ein Ungleichgewicht im Körper. Aber: Nicht das Cholesterin aus Lebensmitteln ist die Ursache des zu hohen Cholesterinspiegels, sondern wieder einmal ein Hormonprobleme.**
Cholesterin ist nämlich eine Vorstufe der Hormone Pregnenolon und Progesteron und damit sehr wichtig für unseren Körper. Deshalb darfst und solltest du unbedingt jede Menge Eier essen.

Aus Cholesterin wird Progesteron

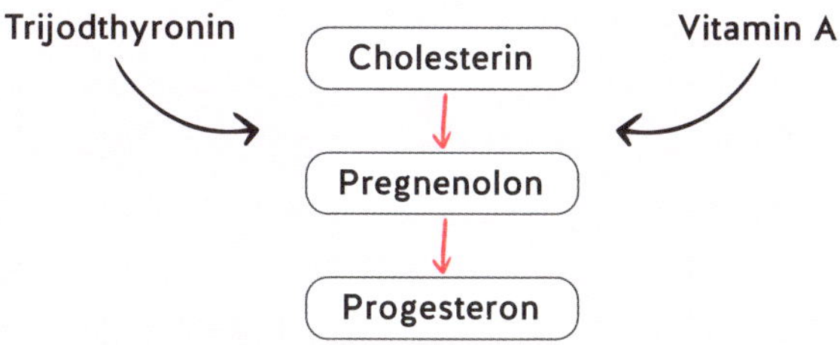

Cholesterin ist eine Vorstufe des Hormons Progesteron und wird mit Trijodthyronin (T_3) und Vitamin A zu Pregnenolon und dann Progesteron umgewandelt.

Deine Schilddrüse schätzt die besondere Nährstoffzusammensetzung in Eiern nämlich sehr! Der wirkliche Grund für einen zu hohen Cholesterinspiegel sind zu niedrige Schilddrüsenwerte! Fehlt dem Körper das aktive Schilddrüsenhormon Trijodthyronin (T_3), kann Cholesterin nicht in Progesteron umgewandelt werden. Die logische Folge ist ein niedriger Progesteron- und ein zu hoher Cholesterinspiegel! Das Cholesterin durch Tabletteneinnahme einfach zu senken, ändert also nichts an der Ursache und kann sogar dazu führen, dass noch weniger Progesteron gebildet wird. Diese eklatante Cholesterin-Lüge ist eigentlich schon in den frühen 2000er-Jahren aufgedeckt worden. Leider werden jedoch immer noch Statine (Cholesterinsenker) verschrieben. Auch industriell stark verarbeitete Margarinen werden nach wie vor als Heilmittel gegen zu hohe Cholesterinwerte verzehrt, ohne auf die eigentliche Ursache für die Werte zu achten.

DER ZU NIEDRIGE VITAMIN-D3-SPIEGEL

Sonnenlicht ist sehr wichtig für deine Schilddrüsen- und Hormongesundheit. Viele Ärzte und Heilpraktiker messen den Vitamin-D3-Spiegel ihrer Patienten und verschreiben bei einem Mangel fleißig Vitamin D3 in Form von Kapseln oder Tropfen. Leider wird meist nicht nachgeforscht, warum es zu dem Vitamin-D3-Mangel gekommen ist. Die Schuld einfach auf die zu geringe Sonneneinstrahlung in nördlichen Breiten zu schieben, finde ich fatal. So kennen etwa die Inuit, die in Grönland leben keinen Vitamin-D3-Mangel obwohl sie in sonnenärmeren Gebieten zu Hause sind als wir Mitteleuropäer (*siehe Seite 225*). Abgesehen vom regelmäßigen Sonnetanken und der Aufnahme von Vitamin D3 über die Nahrung (etwa über Fisch, Hühnereier, Milch, rotes Fleisch und Champignons), ist es wichtig, dass der Körper es auch umwandeln kann. Bei einer Schilddrüsenunterfunktion, kann die Umwandlung von Vitamin D3 in seine aktive Form in der Leber gestört sein. Ähnlich wie bei den Schilddrüsenmedikamenten bringt es dann wenig, Vitamin D3 als Nahrungsergänzungsmittel einzunehmen. Im Gegenteil: Das macht es nur noch schlimmer. Einige Hashimoto-Patienten bemerken zwar im Falle einer Vitamin-D3-Substitution (ähnlich wie bei der Einnahme von Omega-3-Präparaten) eine kurzzeitige Verbesserung ihrer Symptome. Allerdings liegt das daran, dass das Immunsystem teilweise unterdrückt wird, was auf Dauer nicht gesund ist und die tatsächliche Ursache von Hashimoto nicht beseitigt (*siehe Seite 44–48*).

Übrigens ist der Name »Vitamin D3« irreführend, denn tatsächlich handelt es sich nicht um ein Vitamin, sondern um ein Hormon, besser um eine Hormonvorstufe. Ganz klar also, dass die Substitution zu einem Hormonungleichgewicht führen kann.

Wenn du stattdessen deine Schilddrüse und damit deinen Stoffwechsel stärkst, kann dein Körper Vitamin D3 – durch Sonneneinstrahlung in deiner Haut gebildet und durch bestimmte Nahrungsmittel auf ganz natürliche Weise eingenommen – wieder perfekt verarbeiten.

CELLULITE UND CO.

Wassereinlagerungen und Cellulite sind ein weiteres, äußerst unangenehmes Symptom, unter dem viele Frauen leiden. Die Schwellungen und Ödeme treten im Gesicht, an den Händen, den Fesseln und Füßen auf. Wenn die Schwellungen unter den Augen auftreten oder die Augenlider geschwollen sind, sieht man schnell so aus, als hätten man nicht genug geschlafen. Auch in solchen Fällen kann die Schilddrüse die Verursacherin sein, da sie einen indirekten Einfluss auf den Elektrolytspiegel im Körper hat. So kann eine Schilddrüsenunterfunktion den Anstieg des Hormons Aldosteron zur Folge haben, was wiederum zu Entzündungen, Ödemen und Wassereinlagerungen führen kann. Befindest du dich mitten in einer Unterfunktion und der Stoffwechsel ist verlangsamt, schafft es dein Körper oft nicht mehr, genug Flüssigkeit an Blutproteinen zu binden, wodurch zu viel Wasser von den Blut- und Lymphgefäßen ins Gewebe fließt. Die Folge: Es kann zu Problemen mit dem Blutdruck kommen und zu unerwünschten Wassereinlagerungen.

LICHTE WIMPERN, DÜNNE AUGENBRAUEN

Ein eher wenig bekanntes Symptom der Schilddrüsenunterfunktion sind sehr kurze Wimpern und dünner werdende Augenbrauen. Vor allem das äußere Drittel der Augenbrauen ist dann akut betroffen. Dabei leiden viele Menschen mit diagnos-

tizierten Schilddrüsenstörungen unter extrem dünnen Augenbrauen und Wimpern. Nicht anders als bei der Kopfbehaarung beeinflusst die Schilddrüse auch im Falle der Wimpern und Augenbrauen, wie viel Energie zu den Haarwurzeln geschickt wird. Wenn der Stoffwechsel auf Sparflamme läuft, ist meist nicht mehr ausreichend viel Energie für Haare, Wimpern und Augenbrauen übrig. Eigentlich logisch und wieder einmal eine meisterliche Entscheidung unseres schlauen Körpers, denn schließlich sind lange Wimpern und dichte Augenbrauen nicht wirklich überlebenswichtig!
Mein guter Rat: Vergiss Microblading, künstliche Wimpern und hormonell wirksame Wimpernseren! Du brauchst all das nicht, wenn du deine Schilddrüse auf natürliche Weise unterstützt und stärkst. Du wirst sehen: Bald wirst du mit dichten Wimpern und Augenbrauen belohnt! Außerdem sparst du eine Menge Zeit und Geld und siehst dazu noch viel natürlicher aus als mit aufgemalten oder aufgeklebten Wimpern und Augenbrauen.

GIBT ES NICHT DOCH EINE PILLE GEGEN MEINE SYMPTOME?

Die Symptome einer Schilddrüsenunterfunktion beziehungsweise von Hashimoto sind sehr unterschiedlich und ausgesprochen vielfältig. Bei manchen Patientinnen zeigt sich die Unterfunktion vor allem durch das Problem, nicht abnehmen zu können, bei anderen im unerfüllten Kinderwunsch oder durch starke Beschwerden während der Wechseljahre. Mit Sicherheit wird kaum jemand alle 66 Symptome der Symptom-Liste (*siehe Seite 51–52*) zugleich entwickeln, aber die meisten Betroffenen leiden an einer Kombination aus mehreren dieser Symptome.

DENKFEHLER! Ich weiß, dass sich viele meiner Klientinnen und Follower eine Wunderpille gegen jedes ihrer Symptome wünschen. Und genau hier liegt einer der gravierendsten Denkfehler vor! Nämlich zu glauben, dass es pro Symptom eine spezifische Lösung gib! Leider ist das nicht der Fall. So einfach macht es uns die komplexe Schilddrüse nicht. Meine Antwort auf diese Art der Frage lautet also immer: »Es gibt nicht DIE eine Lösung für ein Symptom. Es hilft nicht weiter Symptom Nummer 1 mit Pille Nummer 1 und das Symptom Nummer 2 mit Pille Nummer 2 zu behandeln. Vielmehr müssen alle Symptome, die auf das gleiche Problem zurückzuführen sind, nämlich die Unterfunktion der Schilddrüse, an der Wurzel angepackt werden. Wir sind daher aufgerufen, Lösungen für diese komplexe und individuelle Problematik zu finden!«
Egal, unter welchen Symptomen du leidest, das eigentliche Problem dahinter ist mit hoher Wahrscheinlichkeit ein verlangsamter Stoffwechsel, ausgelöst durch die Unterfunktion deiner Schilddrüse. Es gilt also, sich nicht mit der Bekämpfung der einzelnen Symptome aufzuhalten, sondern sofort damit zu beginnen, eine Lösung für die Schilddrüsenunterfunktion zu finden!

Vielleicht hast du dir gewünscht, dass ich dir die Wundermittel schlechthin gegen jedes einzelne deiner Symptome anbieten kann. Aber so ist es leider nicht. Allerdings ist mein Lösungsvorschlag vielversprechender als das: Wenn es dir gelingt, die tatsächliche Ursache für all deine gesundheitlichen Probleme – also die Störung der Schilddrüsenfunktion – aufzuheben, werden auf einen Schlag die meisten deiner Symptome verschwinden! Der Prozess dauert vielleicht etwas länger, aber du

kannst dann wirklich sicher sein, das Übel nachhaltig an der Wurzel gepackt zu haben! Du siehst also, wie wichtig es ist, das Thema Schilddrüse ganzheitlich zu betrachten!
Auf den folgenden Seiten erkläre ich dir, wie du deine Schilddrüse wieder stärkst. Im vierten Kapitel erfährst du, wie du die prometabolische Ernährungsweise und den Pro Metabolic Lifestyle dazu nutzen kannst. Doch zuvor schauen wir, wie es augenblicklich um deine Schilddrüse und deinen Stoffwechsel bestellt ist. Dazu stelle ich dir medizinische Untersuchungsmethoden vor und drei einfache Selbsttests für zu Hause.

AUF DEN (SCHILDDRÜSEN)PUNKT GEBRACHT

→ Da die Schilddrüse den Stoffwechsel in jeder einzelnen Zelle deines Körpers beeinflusst, sind die Symptome einer Schilddrüsenunterfunktion sehr vielschichtig und diffus.

→ Nicht jeder betroffene Mensch hat die gleichen Symptome. Das Krankheitsbild ist sehr individuell.

→ Aufgrund des verringerten Stoffwechsels treten häufig mehrere Symptome zugleich auf.

→ Die Schilddrüse beeinflusst auch die anderen Hormondrüsen und damit zu großen Teilen die gesamte weibliche Hormonlandschaft. Gerät sie aus dem Gleichgewicht, kann das zu PMS (prämenstruelles Syndrom), Zyklusproblemen, Regelschmerzen, unerfülltem Kinderwunsch und schließlich auch zu Wechseljahresbeschwerden führen.

→ Statt zu versuchen, für jedes einzelne Symptom eine Lösung zu finden, ist es zielführender und klüger, die tiefer liegende Ursache anzuerkennen und die Schilddrüse ganzheitlich wieder ins Gleichgewicht zu bringen.

Do-it-yourself-Tests & Untersuchungen beim Arzt

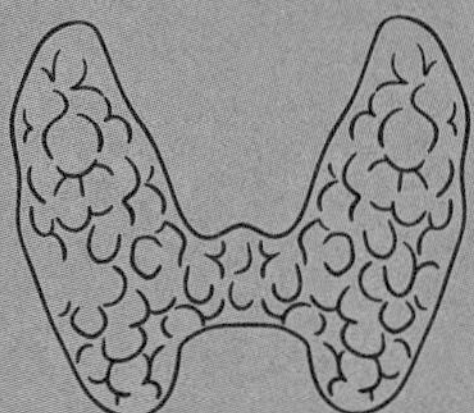

- → Bei Verdacht auf »Schilddrüse« ist der Gang zum Arzt nur der erste Schritt
- → Blutwerte UND Symptome müssen berücksichtigt werden
- → Deine Körpertemperatur gibt wichtige Hinweise
- → Symptome und Stoffwechselparameter trügen dich nicht
- → Behalte deinen Hals immer im Blick

Schilddrüsen-ungleichgewicht trotz guter Blutwerte

Der erste Schritt beim Verdacht auf eine Schilddrüsenstörung ist immer der Gang zu einer Ärztin oder einem Arzt – und das ist genau richtig so! Dort soll man dich auf jeden Fall gründlich durchchecken, um erste Erkenntnisse zu gewinnen. Besonders spezialisiert für die Untersuchung der Schilddrüse sind Endokrinologen oder Radiologinnen.

DAS PROBLEM MIT DEN BLUTWERTEN

Mir ist völlig klar, dass so ein Arztmarathon nicht wirklich Spaß macht, doch du musst deinen Status quo kennen, um zu wissen, an welchen Stellen du am besten ansetzen kannst! Beim Verdacht auf eine Schilddrüsenstörung wird in der Regel zunächst ein Bluttest durchgeführt, um den TSH-Wert zu messen (*siehe Seite 34 und 85*). Dieser alleine sagt jedoch oft nicht genug aus, sodass es lohnenswert ist, weitere Blutwerte zu checken, wie zum Beispiel die Konzentration des frei im Blut zirkulierenden Trijodthyonins (fT3) sowie Thyroxins (fT4) und Antikörpern wie TPO-AK (Thyreoperoxidase-Antikörper) und TG-AK (Thyreoglobulin-Antikörper). In vielen Fällen zeigen diese Blutwerte bereits Abweichungen, die auf eine Schilddrüsenunterfunktion (Hypothyreose) hinweisen.

Zusätzlich kann es sinnvoll sein, die Größe und Struktur deiner Schilddrüse durch eine Ultraschalluntersuchung feststellen zu lassen. Eine Szintigrafie kommt vor allem dann zum Einsatz, wenn Schilddrüsenknoten vorliegen und man heiße von kalten Knoten unterscheiden möchte (*siehe Seite 39–40*).
Leider wird eine Unterfunktion häufig nicht festgestellt, weil zu wenige oder falsche Parameter gemessen werden. Außerdem wird vielen Menschen zwar L-Thyroxin oder ein anderes Schilddrüsenmedikament verschrieben, dennoch haben sie trotz der Einnahme noch Beschwerden. Vielleicht kennst du das auch:

- Dein Arzt bestätigt, du seist »gut eingestellt« – aber du leidest trotzdem an Symptomen eines langsamen Stoffwechsels und einer Schilddrüsenunterfunktion.
- Man sagt dir, du bildest dir die Symptome nur ein, denn deine Blutwerte seien doch »in der Norm«.
- Dein TSH-Wert ist »super«, aber trotzdem ist dir ständig kalt, dein Stoffwechsel ist träge und du bist den ganzen Tag über sehr müde.
- Deine Blutwerte haben sich nach der Einnahme von Schilddrüsenmedikamenten zwar verbessert – aber deine Beschwerden sind geblieben.

Warum kommt es so oft vor, dass die Blutwerte etwas ganz anderes aussagen als deine körperlichen Symptome, die einfach nicht verschwinden wollen? Ein Problem dabei ist die Tatsache, dass Blutwerte immer nur eine Momentaufnahme darstellen. Das Blut wird dir ja nur an einem bestimmten Tag, zu einer bestimmten Stunde, abgenommen und analysiert. Doch die Werte können an anderen Tagen und zu anderen Tageszeiten völlig anders aussehen. Und das ist bei Hormonungleichgewichten und Schilddrüsenstörungen wie Hashimoto-Thyreoiditis sehr häufig der Fall, da zum Beispiel Östrogen die proteolytischen Enzyme hemmen kann, die es der Schilddrüse ermöglichen, Schilddrüsenhormone freizusetzen. Dies kann dazu führen, dass die Drüse zyklisch be- und entladen wird, wodurch sich auch die Testergebnisse in verschiedene Richtungen verändern. Madame Schilddrüse ist eben eine Diva.

Außerdem ist der TSH-Wert leider oft (vor allem wenn er alleine gemessen wird) nicht aussagekräftig. Generell liegt der TSH-Normbereich zwischen 0,3 bis 4,0 mU/l oder 0,3 bis 2,5 mU/l also Milli-Units (Einheiten) pro Liter. Viele Ärzte diagnostizieren eine Schilddrüsenunterfunktion jedoch erst ab einem TSH-Wert von über 4,0 mU/l. Hier gilt die Regel: Je höher der TSH-Wert, desto weniger Schilddrüsenhormone sind vorhanden, desto wahrscheinlicher ist eine Schilddrüsenunterfunktion.

Doch Vorsicht: Man kann auch einen sehr niedrigen TSH-Wert haben und trotzdem unter einer Schilddrüsenunterfunktion leiden! Dies liegt daran, dass der TSH-Wert zum Beispiel unter Stress supprimiert, also »heruntergedrückt« sein kann. Wenn du etwa gestresst bist – weil im Job gerade sehr viel los ist, du eine Diät machst oder dich generell falsch ernährst – und dein Körper deshalb enorm viel Cortisol produziert, kann der TSH-Wert sehr niedrig ausfallen, obwohl du an einer Schilddrüsenunterfunktion leidest.

Folgende Gründe kann es für einen niedrigen TSH-Wert trotz Schilddrüsenunterfunktion geben:

- hohe Level des Stresshormons Cortisol durch akuten oder chronischen Stress

- zu hohe Dosierung des Medikaments L-Thyroxin (T4)
- andere Erkrankungen (Infektionen, Blutzucker)

Das macht deutlich, dass ein einzelner Blutwert, der völlig für sich alleine steht, nur wenig darüber aussagt, ob deine Schilddrüse wirklich in der Unterfunktion steckt oder nicht. Hinzu kommt, dass die Blutwerte nicht genau zeigen können, was tatsächlich in den Zellen passiert, ob die aktiven Schilddrüsenhormone auch wirklich dort ankommen, wo sie ankommen sollen. Das Blut selbst transportiert Botenstoffe ja »nur« zu ihrem Zielort (*siehe* Schilddrüsen-Aktivierung *Seite 18–19 und 211–219*).

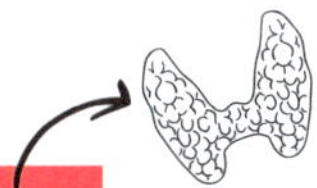

DAS MEINT DIE SCHILDDRÜSE!

Jetzt muss ich mich einmal so richtig beschweren! Ist dir eigentlich klar, wie sauer und gleichzeitig traurig ich werde, wenn ich höre, dass ich »gut eingestellt« sein soll? Das ist empörend, ich bin doch keine Maschine, die man nach Belieben einstellen kann! Die Menschen denken immer, sie wären so viel schlauer als die Natur. Was glaubt ihr denn? Dass ihr Gott seid und mithilfe von ein paar Tabletten alles regeln oder eben »einstellen« könnt? Weshalb fragt denn niemand, warum es mir gerade nicht gut geht? Wieso erkundigt sich keiner nach den Ursachen dafür, dass ich weniger Schilddrüsenhormone bilde? Ich habe doch für alles, was ich tue, immer einen stichhaltigen Grund! Und überhaupt: Eure Testverfahren zeigen ja meist sowieso nicht die wahre Situation auf. Beschäftigt euch doch einfach mal näher mit mir. Ich kann euch alles erklären!

DIE FRAGE NACH DEN SYMPTOMEN MUSS GESTELLT WERDEN

Ich kann die Empörung der Schilddrüse sehr gut verstehen. Viel zu oft wird sie nicht als das gesehen, was sie ist, nämlich eine Hormondrüse, die so viel mehr draufhat. Klar, es ist wichtig, dass du deine Schilddrüse regelmäßig checken lässt. Man kann echt dankbar sein für die vielen medizinischen Testverfahren, die es dafür inzwischen gibt. Doch Fakt ist, dass viele Ärztinnen und Ärzte sehr gut in der Diagnostik sind, was aber leider keinesfalls bedeutet, dass sie auch Experten darin sind, die Schilddrüse zu heilen: **Die Gabe von L-Thyroxin oder anderen Medikamenten heilt die Schilddrüse nicht. Diese Präparate ersetzen lediglich das inaktive Schilddrüsenhormon, regen die Schilddrüse selbst jedoch nicht zur Produktion von Hormonen an und machen sie kein bisschen aktiver.**

Aus diesem Grund verschwinden durch die alleinige Gabe von L-Thyroxin die Beschwerden meist auch nicht und der Stoffwechsel bleibt träge. Deshalb ist es ebenso wichtig, sich parallel dazu auch die Symptome näher anzusehen unter denen eine Patientin oder ein Patient leidet. Denn erst die Symptome machen deutlich, ob die Hormone aus dem Gleichgewicht geraten sind oder nicht. Eine gute und gewissenhafte Ärztin sieht sich daher nicht nur deine Messwerte an, sondern fragt auch detailliert nach deinen Symptomen beziehungsweise Beschwerden. Tut sie (oder er) das nicht, rate ich dir zu einem Arztwechsel!

Im Folgenden stelle ich dir drei spannende Schilddrüsentests für zu Hause vor, mit deren Hilfe du selbst erkennen kannst, ob deine Schilddrüse trotz »perfekter« Blutwerte nicht vielleicht doch aus dem Gleichgewicht geraten sein könnte und wie es um deinen Stoffwechsel tatsächlich bestellt ist.

Der Temperatur-Test für zu Hause

Mithilfe des Temperatur-Tests kannst du nicht nur feststellen, wie viele Hormone deine Schilddrüse produziert, sondern auch wie gut und ob diese Schilddrüsenhormone in deinen Zellen ankommen!

EINFACHER TEST ZUR ERSTEN EINORDNUNG

Gelangen sie ohne Probleme in die Zellen – können sie dort die Energiegewinnung ankurbeln, sodass dein Stoffwechsel auf Hochtouren läuft und dein Körper ausreichend Wärme produziert. Je nachdem, wie hoch oder niedrig deine basale Körpertemperatur ist, zeigt sich die Wahrscheinlichkeit einer Schilddrüsenunterfunktion.

Entwickelt wurde diese noch heute aktuelle Messmethode von dem US-amerikanischen Arzt Dr. Broda Barnes (1906–1988), der sich auf die Themen endokrine Dysfunktionen und Hypothyreose spezialisiert hatte.

Allerdings ist dieser Test sehr sensibel und liefert daher schon mal falsche Ergebnisse: Wenn dein Körper unter starkem Stress leidet – ein fehlendes Hungergefühl am Morgen wäre beispielsweise ein Hinweis dafür –, kann es sein, dass deine Körpertemperatur morgens durch Stresshormone wie Adrenalin und Cortisol erhöht ist und das Ergebnis dadurch verfälscht wird. Behalte dies beim Testen bitte im Hinterkopf.

Der Temperatur-Test nach Dr. Broda Barnes

Das Praktische an dem Temperatur-Test ist, dass du ihn ganz einfach selbst zu Hause durchführen kannst. Alles, was du dazu brauchst ist ein Basalthermometer. Prinzipiell liefert der Temperatur-Test einen sehr guten Eindruck über die Funktion deiner Schilddrüse und darüber, ob Schilddrüsenhormone auch in der Zelle wirken und zur Energiegewinnung (Wärmeproduktion) beitragen.

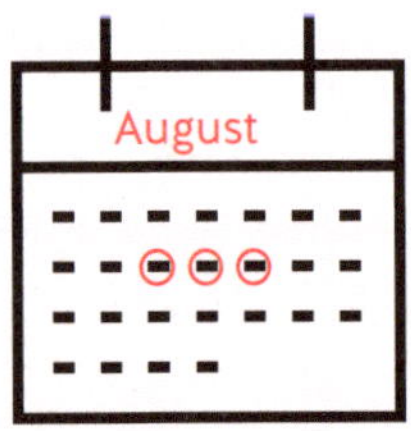

1. Messe deine Körpertemperatur am zweiten, dritten und vierten Tag deines Zyklus. Frauen nach der Menopause, oder Männer messen an drei beliebig aufeinanderfolgenden Tagen.

2. Verwende ein digitales Basalthermometer oder ein Flüssigkeitsthermometer (analoges Basalthermometer).

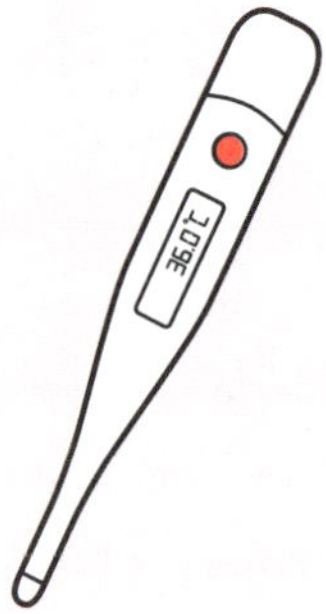

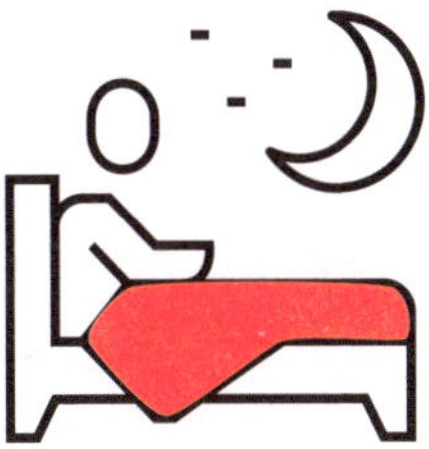

3. Die Messung führst du direkt nach dem Aufwachen – noch bevor du aus dem Bett aufstehst – idealerweise in der Achselhöhle durch.

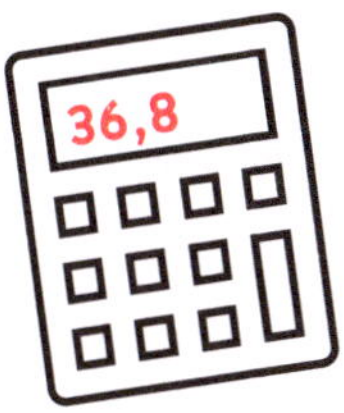

4. Anschließend berechnest du aus allen drei Messungen den Durchschnittswert!

AUSWERTUNG

- Durchschnittstemperatur **unter 36,6 °C**: Schilddrüsenunterfunktion
- Durchschnittstemperatur **zwischen 36,6 und 36,8 °C**: Die Möglichkeit einer Schilddrüsenunterfunktion besteht.
- Durchschnittstemperatur **über 36,8 °C**: Aktuell liegt keine Schilddrüsenunterfunktion vor.

Der Symptome-Test für zu Hause

Lass dich nicht verunsichern: Deine Symptome lügen nie! Vor allem wenn du bereits mehrere Wochen lang unter den typischen Beschwerden einer Schilddrüsenunterfunktion leidest, ist die Wahrscheinlichkeit hoch, dass eine solche auch gegeben ist!

DER STOFFWECHSEL ALS INDIKATOR

Für den Symptome-Test blättere nun bitte zunächst zurück auf die Seiten 51 und 52 im zweiten Kapitel und kreuze alle Symptome an, unter denen du im Augenblick leidest. Je mehr Kreuze du machen kannst, desto wahrscheinlicher ist es, dass sich deine Schilddrüse gerade in der Unterfunktion befindet.

Zusätzlich zu der Symptomliste kannst du auch anhand der folgenden Merkmale für einen gesunden Stoffwechsel erkennen, ob deine Schilddrüsenfunktion und dein Stoffwechsel gesund sind oder ob dein Stoffwechsel infolge einer Schilddrüsenunterfunktion auf Sparflamme läuft.

WIE VIEL STUHLGANG IST NORMAL?

Ist die Schilddrüse aktiv und der Stoffwechsel gesund, dann klappt es auch mit der Verdauung: Du kannst dich dann ein- bis dreimal pro Tag über Stuhlgang freuen. Ja tatsächlich, ich meine das genau so: Das ist etwas, über dass du froh sein kannst! In

Merkmale eines gesunden Stoffwechsels

- ☐ Hast du regelmäßig Stuhlgang (ein- bis dreimal täglich)?
- ☐ Beträgt deine Körpertemperatur tagsüber um 37 °C? Hast du außerdem warme Hände und Füße?
- ☐ Liegt dein Puls zwischen 75 und 90 Schlägen pro Minute?
- ☐ Du hast eine gute Verdauung und keine Blähungen?
- ☐ Gelingt es dir ohne Anstrengungen ein gesundes Körpergewicht zu halten?
- ☐ Hast du auch ohne Koffein tagsüber genug Energie?
- ☐ Gehst du maximal fünfmal täglich Wasserlassen?
- ☐ Ist deine Haut gesund? Wachsen deine Haare?
- ☐ Schläfst du nachts sieben bis neun Stunden ohne Unterbrechung?
- ☐ Ist deine Libido zufriedenstellend?
- ☐ Hast du einen regelmäßig Zyklus (alle 26 bis 30 Tage), einen Eisprung und keine Regelschmerzen?

Achtung: Wenn du mehrere Fragen mit »Nein« beantworten musst, dann stimmt etwas mit deinem Stoffwechsel nicht und deine Schilddrüse könnte eine Ursache dafür sein.

asiatischen Ländern und Kulturen werden Stuhlgang und Verdauung als zentrale Parameter für einen gesunden Körper angesehen. Im Ayurveda, der traditionellen indischen Heilkunst, spricht man beispielsweise vom Verdauungsfeuer, dem sogenannten Agni, das für die Gesundheit unerlässlich ist. Hierzulande schämen wir uns bereits, wenn wir nur darüber sprechen sollen, wann und wie oft wir Stuhlgang haben – geschweige denn, dass wir uns darüber freuen. Er wird als lästiges Übel betrachtet, dabei ist ein regelmäßiger Stuhlgang von guter Konsistenz (idealerweise so, dass wir kein Toilettenpapier benötigen) ein fantastisches Zeichen für exzellente Gesundheit!
Sich aufgebläht zu fühlen oder Blähungen zu haben sind jedoch sichere Anzeichen dafür, dass der Darm überfordert ist: Entweder ist die Verdauung so träge, dass die Nahrung nicht schnell genug verarbeitet werden kann, wodurch es zu Gärungen kommt oder du isst einfach Dinge, die so nicht für den menschlichen Darm verwertbar sind, wie beispielsweise viel rohes Blatt- oder Kohlgemüse.

DIE IDEALE KÖRPERTEMPERATUR

Wenn deine Schilddrüse fit und fidel ist, ist dir den ganzen Tag über weder zu kalt noch zu warm. Du hast warme Hände und Füße und deine Basaltemperatur liegt morgens bei über 36,8 °C (*siehe* Temperatur-Test *Seite 105–107*). Die gesunde, durchschnittlich Körpertemperatur beträgt beim Menschen um die 37 °C. Ja, das scheint hoch, ist es aber nicht! Das Schockierende daran: Im gleichen Maße in dem von Jahr zu Jahr immer mehr Menschen an Schilddrüsenunterfunktion leiden, sinkt die durchschnittliche Körpertemperatur nachweislich! Während noch in den 1970er-Jahren Männer eine durchschnittliche Körpertemperatur von 37,7 °C hatten, liegt der heutige Wert fast ein Grad darunter. Erschreckend auch deshalb, weil man weiß, dass die menschliche Körpertemperatur ein wichtiges Maß für den Grundumsatz ist und dieser wiederum mit einem höheren Stoffwechsel und Langlebigkeit einhergeht.

DER IDEALE PULS

Die Pulsfrequenz können wir als Indikator dafür betrachten, wie schnell unsere Zellen mit Sauerstoff, Hormonen und Nährstoffen versorgt werden. Wollen wir unseren Stoffwechsel steigern, dann benötigen unsere Zellen viel Sauerstoff und viele Nährstoffe!
Kinder zum Beispiel haben von Natur aus einen sehr hohen Puls: Bei Neugeborenen beträgt er 120 bis 140 Schläge pro Minute, bei Kleinkindern noch 100 bis 120 und bei älteren Kindern und Jugendlichen 80 bis 100 Schläge.

DENKFEHLER! **Leider denken viele Menschen ein niedriger Puls sei gesund. Besonders in der Fitnessszene, etwa unter Marathonläufern, unterbieten sich die ausdauertrainierten Sportler gerne gegenseitig mit den niedrigsten Pulswerten. Leider steckt hinter einem niedrigen Puls aber oft eine Schilddrüsenunterfunktion. Treibt ein Mensch viel Ausdauersport, dann schraubt die Schilddrüse den Stoffwechsel sofort massiv nach unten: Der Körper passt sich an die hohe Belastung an, indem er »ausdauernder« wird und auch mit wenig Energiezufuhr, also Nahrung, lange durchhalten kann. Das ist nützlich, um lange laufen zu können, aber alles andere als gesund!**

Die Stoffwechselrate von Kleinkindern ist noch extrem hoch. Logisch, denn ihre Zellen brauchen besonders viele Nährstoffe, um den hohen Energiebedarf ihres noch im Wachstum befindlichen Körpers decken zu können. Wenn du dich also wieder so energiegeladen wie ein kleines Kind fühlen willst, solltest du deinen Ruhepuls auf gesunde Weise auf 75 bis 90 Schläge pro Minute steigern.
Allerdings: Wer gestresst ist, leidet ziemlich sicher unter einem zu hohen Ruhepuls. Kein Wunder, denn der Körper befindet sich bei Stress in ständiger Alarmbereitschaft: Alle Systeme werden auf Überlebensmodus eingestellt, was enorm viel Energie kostet – und das ist auf Dauer absolut nicht gesund.
Die meisten Menschen, die mit Schilddrüsenproblemen zu mir kommen, haben jedoch zunächst einen sehr niedrigen Puls. Wenn ihr Ruhepuls aufgrund der Lebensstil- und Ernährungsumstellung nach einiger Zeit wieder gestiegen ist, berichten sie mir regelmäßig, wie gut es ihnen damit geht.

INGOS
Traum vom Marathon

Ingo trainiert für den Marathon. Zu Beginn hat er einen Ruhepuls von 80 Schlägen pro Minute. Er ist extrem motiviert und will alles richtig machen. Sein Trainingsplan ist auf neun Monate ausgelegt. Jede Woche erhöht sich das Pensum. Wegen seines enormen Ehrgeizes steigert er sich zügig. Während er am Anfang schon nach sieben Kilometern völlig erschöpft nach Hause zurückkehrte, schafft er nach ein paar Wochen bereits zwölf Kilometer locker. Sein Körper lernt also und passt sich den neuen Gegebenheiten an. Er erkennt, dass jetzt Ausdauer gefragt ist und Energie auch über einen längeren Zeitraum hinweg benötigt wird.

Doch was passiert da eigentlich genau? Um dieses Mehr an Energie zur Verfügung stellen zu können, drosselt die Schilddrüse den Stoffwechsel! Alle Prozesse laufen jetzt langsamer ab und Ingos Puls sinkt von Monat zu Monat. Dadurch kann er beim Laufen länger durchhalten und ist ausdauernder. Ingo ist begeistert! Allerdings bemerkt er seit einigen Wochen auch, dass er tagsüber immer müder wird. Er versucht, sich mit Kaffee wach zu halten, was jedoch nicht immer funktioniert. Außerdem friert er ständig und hat kalte Hände. Ein Phänomen, das ihm bisher vollkommen fremd war. Ingo bemerkt auch, dass er regelrecht süchtig danach geworden ist zu laufen. Wenn er läuft, spürt er ein energetisches High, das er bei der Arbeit oder im Alltag nicht erlebt. Beim Laufen ist auch sein Körper plötzlich wieder warm! Mit Besorgnis betrachtet Ingo zudem die Geheimratsecken, die plötzlich sein Haupt zieren. Das Sieb über dem Abfluss ist nach dem Duschen immer voller Haare. Ingo war deshalb schon beim Arzt, doch sein TSH-Wert ist im Normbereich. Der Arzt sieht keinen Anlass für irgendwelche Maßnahmen. Er gratuliert Ingo vielmehr zu seinem Sportsgeist und bestärkt ihn in seinem konsequenten Training. Ingo macht also weiter und erhöht sogar die Trainingshäufigkeit! Doch eine Woche vor dem großen Tag zieht er sich eine Zerrung in der Leistengegend zu. Der Traum vom Marathon ist ausgeträumt! Im ersten Moment ist Ingo verzweifelt. Bald jedoch folgt dem Schock eine gewisse Nüchternheit. Ingo hat verstanden, dass die Zerrung ein Hilferuf seines Körpers war, weil er sich zu viel zugemutet hatte und bereits völlig ausgebrannt ist.
Auch Ingos Arzt ist jetzt klar, dass alles, was Ingo braucht, Entspannung ist. Also verordnet er ihm strenge Bettruhe und spricht für einige Wochen ein striktes Sportverbot aus. Ingo pendelt brav zwischen Bett und Sofa und merkt bald, wie gut ihm diese Pause

tut. Insgeheim ist er sogar froh, dass das Lauftraining ein Ende hat. In diesen Tagen des absichtlichen »Stillstands« beschließt Ingo sich künftig mehr dem Krafttraining zuzuwenden, um seinen Körper zu stärken und um Muskeln aufzubauen. Er hat jetzt auch verstanden, dass er maßvoll trainieren muss, denn seine Energie will er nie wieder aufs Spiel setzen!

Ingos Beispiel zeigt, wie wichtig es ist, nach den Gründen für einen verminderten Stoffwechsel zu forschen. Nur den TSH-Wert zu messen, reicht meist nicht aus, um eine Hypothyreose zu diagnostizieren. Gerade wer stark unter Stress steht, hat meist einen niedrigen TSH-Wert. Ingos Symptome waren eigentlich ziemlich deutlich: Haarausfall, starke Müdigkeit, erniedrigter Puls und Kälteempfindlichkeit. Wie wir an diesem Beispiel deutlich sehen, kann also auch ein sportlicher Mann in eine Schilddrüsenunterfunktion rutschen.

WEITERE TYPISCHE STOFFWECHSELPARAMETER

Der ständige Kampf mit dem Gewicht – Menschen mit einer gesunden Schilddrüse kennen Gewichtsprobleme eher kaum. Manche Schilddrüsenpatientinnen und -patienten sind zwar schlank, unternehmen allerdings auch große Anstrengungen, um ihr Körpergewicht zu halten: Sie treiben regelmäßig Sport, zählen jede Kalorie, essen im Prinzip dauernd Diät und machen die Fitnessuhr zu ihrem Dauerbegleiter.
Wenn diese Menschen dann im Urlaub oder über Weihnachten normal essen, zeigt sich das erschreckend schnell auf der Waage, denn der Körper holt sich sofort, was ihm bislang immer verwehrt wurde! Mal ehrlich, wer hat Lust, sein Leben so zu ver-

bringen – sich ständig zu kasteien und dann doch extrem zuzunehmen?

Keine Lust auf Sex? – Wenn die Schilddrüse »on fire« ist, dann ist auch deine Libido »on fire«! Du hast Lust auf Sex. Dahinter steckt der gesunde innere Antrieb, sich fortzupflanzen – so, wie es von der Natur vorgesehen ist. Wenn du jedoch oft eine Migräne vorschiebst, kann es durchaus sein, dass eine Schilddrüsenunterfunktion dahintersteckt. Auch ein unregelmäßiger Zyklus, der ausbleibende Eisprung oder Regelschmerzen sind Zeichen für einen gestörten Stoffwechsel.

Ständiger Harndrang – Viele Frauen wachen nachts ständig auf, um zu urinieren oder rennen auch tagsüber gefühlt alle halbe Stunde auf die Toilette. Auch das ist ein Zeichen für einen langsamen Stoffwechsel. Die Schilddrüsenhormone schaffen es nicht mehr bis in die Zellen. Trijodthyronin (T3) wirkt eigentlich antientzündlich und reduziert auch überschüssiges Östrogen. Fehlen T3, Progesteron oder andere antientzündliche Steroide, dann wird die glatte Muskulatur der Blase überaktiv und überempfindlich und du musst viel häufiger Wasserlassen.

Merke also: Deine Symptome und Stoffwechselparameter sind viel wertvoller als jede Blutanalyse, weil sie dir zeigen, ob deine Schilddrüsenhormone auch wirklich in den Zellen ankommen und dein Stoffwechsel sehr aktiv ist.

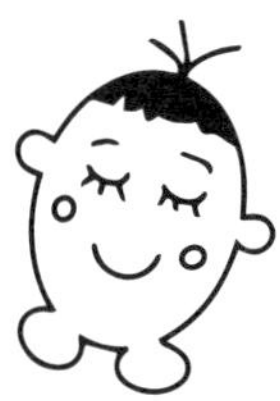

Der Schilddrüsen-Schluck-Test

Gerät die Schilddrüse aus ihrer natürlichen Balance, so kann es sein, dass sich diese Veränderung auch in der Größe des Schmetterlingsorgans zeigt.

EIN BLICK IN DEN SPIEGEL GENÜGT

Wenn du feststellen möchtest, ob sich deine Schilddrüse vergrößert hat, dann kannst du dies mit einem einfachen Schlucktest vor dem Spiegel selbst überprüfen, der auch vom Berufsverband Deutscher Internisten empfohlen wird. Du brauchst dazu nichts weiter als ein Glas Wasser und einen Handspiegel.
Über den Schluck-Test hinaus ist es empfehlenswert, den Hals regelmäßig selbst abzutasten, um Veränderungen möglichst früh zu erkennen. Dieser Test kann dir immerhin Aufschluss über eine mögliche Vergrößerung der Schilddrüse geben, sagt jedoch nichts über ihre Funktion aus, also ob eine Über- oder Unterfunktion der Schilddrüse vorliegt. Dazu sind der Temperatur- und der Symptome-Test geeignet.

DU KANNST AUF DEINE SELBSTBEOBACHTUNG VERTRAUEN

Jeder der hier vorgestellten Tests, egal, ob Blutanalyse, Temperatur-, Symptome- oder Schluck-Test, hat Vor- und Nachteile.
Doch zusammen ergeben sie ein brauchbares Bild davon, wie es deiner Schilddrüse tatsächlich geht.

Schluck-Test für zu Hause

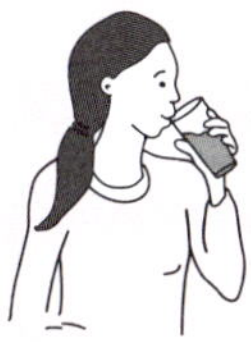

1. Nimm einen Schluck Wasser in den Mund, schlucke das Wasser jedoch noch nicht hinunter.

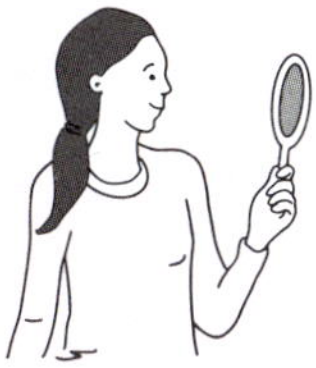

2. Halte den Spiegel so, dass du den Bereich zwischen Kehlkopf und Schlüsselbein sehen kannst.

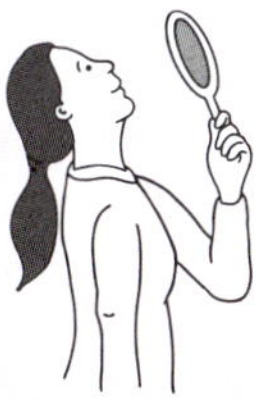

3. Lege deinen Kopf vorsichtig in den Nacken doch behalte deinen Hals im Blick.

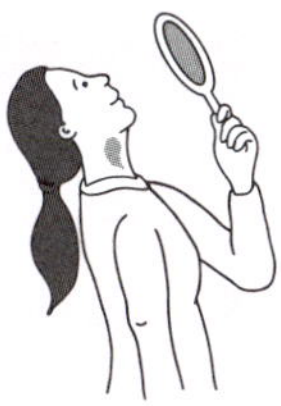

4. Schlucke das Wasser nun hinunter und beobachte dabei, was sich an deinem Hals tut. Gegebenenfalls musst du den Test mehrmals wiederholen.

AUSWERTUNG

Wenn du beim Schlucken an der Stelle, an der sich die Schilddrüse befindet eine Vergrößerung oder Schwellung siehst, solltest du dies ärztlich abklären lassen. Es könnte sein, dass sich eine Verdickung, etwa ein Struma, also ein Kropf entwickelt.

Ich wiederhole es an dieser Stelle noch einmal, weil es so wichtig ist: Der TSH-Wert alleine oder auch nur einzelne Blutwerte können immer nur Momentaufnahmen sein. Es ist einfach eine Tatsache, dass viele Frauen unter schlimmen Symptomen einer Schilddrüsenunterfunktion leiden, ohne dass sich das in ihren Blutwerten zum Zeitpunkt des Tests widerspiegelt.
Umso wichtiger ist nicht nur, dass du herausfindest, ob bei dir eine Schilddrüsenunterfunktion vorliegt, sondern was du konkret tun kannst, um deine Schilddrüse wieder in ihr natürliches Gleichgewicht zu bringen, sodass deine Symptome langfristig Schnee von gestern sein werden.

AUF DEN (SCHILDDRÜSEN)PUNKT GEBRACHT

→ Auch wenn die Blutwerte nicht das Maß aller Dinge sind: Lass dich medizinisch untersuchen, um herauszufinden, wo du stehst.

→ Ist deine Kernkörpertemperatur generell sehr niedrig, kann das auf eine Schilddrüsenunterfunktion hindeuten.

→ Vergleiche dein Befinden mit den Merkmalen eines gesunden Stoffwechsels. Dieser Vergleich kann dir ebenfalls Hinweise auf den Status deiner Schilddrüse geben.

→ Deine Symptome und deine Schildrüsenparameter sagen mehr aus als jede Blutanalyse. Sie zeigen dir an, ob aktive Schilddrüsenhormone tatsächlich in deinen Zellen ankommen.

→ Der Schluck-Test gibt Auskunft darüber, ob deine Schilddrüse vergrößert ist.

Mach deine Schilddrüse stark – Die Unterfunktion in den Griff bekommen

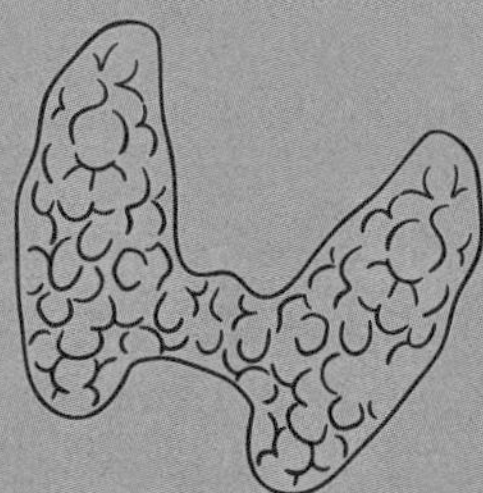

→ Herzlichen Glückwunsch! Du hast dich entschieden, dich nicht länger mit den Symptomen deiner Schilddrüsenunterfunktion abzufinden.

→ Diese bewusste Entscheidung ist der erste Schritt in Richtung Schilddrüsengesundheit.

→ Deine Schilddrüse entscheidet darüber, ob du zunimmst oder nicht!

Leben mit Schilddrüsenproblemen – das muss nicht sein

Ein gesunder Organismus wandelt Nahrung in Energie um, ist tagsüber fit, abends müde und schläft nachts. Menschen, die an der Schilddrüse erkrankt sind, können sich jedoch meist kaum daran erinnern, wie es sich anfühlt, gesund zu sein, und neigen dazu, den Status quo ihrer Befindlichkeit gar nicht mehr zu hinterfragen.

WEISST DU NOCH, WIE SICH GESUNDSEIN ANFÜHLT?

Als Kinder waren wir fröhlich und sprühten nur so vor Energie! Und von Kindern können wir uns viel abschauen. Umgebe dich so oft wie möglich mit kleinen Kindern und schau dir an, wie glücklich und neugierig sie sind. Sie haben so viel Energie! Erwachsene empfinden Kinder manchmal als nervig und hyperaktiv, dabei leben sie nur ihren natürlichen Bewegungsdrang aus und flitzen energiegeladen durch ihren kindlichen Alltag. Sie lieben es, barfuß über eine Wiese zu springen, laufen wie kleine Wiesel durch die Wohnung und können nicht lange stillsitzen. Diese scheinbar unerschöpfliche Energie hat einen ganz bestimmten Grund: Ihr Stoffwechsel läuft auf Hochtouren! Kleinkindern steht die Energie, die sie durch ihre Nahrung aufnehmen, vollumfänglich zur Verfügung. Sie könnten buchstäb-

lich Bäume ausreißen – und das jederzeit. Sie müssen keine Mitgliedschaft in einem Fitnessstudio abschließen, um drei Ausdauereinheiten pro Woche zu absolvieren und auch kein Fitnessarmband tragen, um pedantisch Schritte zu zählen, damit sie ihr Tagespensum an Bewegung erreichen. All diese Angebote und elektronischen Hilfsmittel, die Erwachsene motivieren sollen, sich mehr zu bewegen, haben Kinder gar nicht nötig. Sie bewegen sich aus natürlichem Antrieb, laufen, tanzen, springen! Und jetzt kommt das Allerbeste: Wenn deine Schilddrüse stark ist und dein Stoffwechsel auf Hochtouren läuft, brauchst du alle diese Antreiber ebenfalls nicht mehr. Ganz selbstverständlich wirst du diesen wunderschönen inneren Drang verspüren, nach draußen zu gehen, dich zu bewegen, zu laufen, zu springen, zu tanzen und einfach glücklich zu sein!
Doch fragen wir uns zunächst, was Gesundheit eigentlich bedeutet. Dieses Wort kommt uns so leicht über die Lippen, doch was heißt »gesund sein« eigentlich? Der Duden definiert Gesundheit als einen »Zustand oder [ein] bestimmtes Maß körperlichen, psychischen oder geistigen Wohlbefindens« und als eine »Nichtbeeinträchtigung durch Krankheit«.
Genau das ist es, was bei einer Schilddrüsenerkrankung passiert – die Betroffenen sind in ihrem Leben beeinträchtigt: Die Müdigkeit hält sie zurück, spannende und freudvolle Dinge zu unternehmen, Freunde zu treffen, ihren Traumjob anzunehmen und wirklich kreativ zu werden. Kurz: Menschen, die unter einer Schilddrüsenunterfunktion leiden werden daran gehindert, ihr Potenzial voll auszuleben. Das ständige Frieren hält einen davon ab, ins Freie zu gehen, und man verharrt, die fast schon unvermeidliche Wärmflasche umklammernd, auf dem Sofa. Das Übergewicht und die Unzufriedenheit mit dem eigenen

Körper führen außerdem dazu, dass viele sich in unauffälliges Schwarz kleiden, unattraktiv fühlen und sich nur noch verstecken wollen. Was aber würdest du tun, wenn du jeden Tag so richtig viel Energie hättest und dich wohlfühlen würdest? Stell dir dazu folgende Fragen:

- Welchen Hobbys würdest du nachgehen?
- Welchen Beruf würdest du ausüben wollen?
- Wie würdest du dich kleiden?
- Welche Sportart würdest du betreiben?
- Was würdest du mit deiner freien Zeit anfangen?
- Mit wem würdest du gerne etwas unternehmen und was wäre das?
- Wie würdest du dich bewegen?
- Was würdest du essen?
- Wie würdest du aussehen?
- Wie wäre dein Gesichtsausdruck?

Falls ich dir mit diesen – bis jetzt noch – hypothetischen Wunschvorstellungen ein Lächeln ins Gesicht gezaubert haben sollte, fände ich das total genial! Stell dir diese neue Power in dir vor! Und schenke diesem positiven Bild von dir dein schönstes, strahlendstes Lächeln. Ein zuversichtliches Lächeln, bitte sehr, verbunden mit der Überzeugung, dass es für dich selbstverständlich möglich ist, dich genau so zu fühlen. Exakt an diesem Punkt fängt es nämlich an: Wenn du selbst nicht daran glaubst, dass es für dich möglich ist, wieder gesund und dynamisch zu werden – wie soll dein Körper dann daran glauben? Ganz am Anfang jedes Heilungsprozesses steht also die bewusste Entscheidung für einen gesunden Körper!

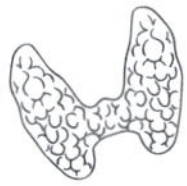

DAS MEINT DIE SCHILDDRÜSE!

Vielleicht hast du in letzter Zeit ab und zu mal mit mir geschimpft. Weil du verzweifelt bist, dich ungerecht behandelt fühlst und dich gefragt hast, warum ausgerechnet du unter Hashimoto oder einer Schilddrüsenunterfunktion leiden musst. Bitte schimpfe nicht mehr, sondern blicke nach vorne: Betrachte deine Erkrankung als Chance! Als eine super Gelegenheit deinen Körper richtig kennenzulernen.

Hättest du diese Diagnose nicht bekommen, würdest du dieses Buch vermutlich nicht in den Händen halten. Du hättest dich vermutlich auch nicht mit mir, deiner Schilddrüse, näher beschäftigt. Und das wäre schade, denn ich habe es sehr gerne, wenn man mir Aufmerksamkeit schenkt.

Ich kann dann nämlich so viel Energie zurückgeben! Und ich kann dir zeigen, was noch alles möglich ist in deinem Leben. Also bitte nicht schimpfen oder hadern. Das alles könnte doch auch der Beginn einer wunderbaren Freundschaft sein. Ich bin bereit, wenn du bereit bist.

BEKÄMPFE DIE URSACHEN, STATT SYMPTOME ZU UNTERDRÜCKEN

Bisher hast du erfahren, was für eine unglaublich große Bandbreite an Symptomen auf eine Unterfunktion der Schilddrüse und Hashimoto-Thyreoiditis zurückzuführen ist. Das ist nur logisch, schließlich beeinflusst die Schilddrüse den gesamten Stoffwechsel deines Körpers, und wenn dieser gedrosselt ist, zwickt und zwackt es an den unterschiedlichsten Stellen. Weil ja tatsächlich jede einzelne Zelle von diesem lahmen Stoffwechsel betroffen ist!

WIE ES MIR GING

Von der punktuellen Behandlung zum ganzheitlichen Ansatz

Bereits lange bevor ich die Diagnose Schilddrüsenunterfunktion inklusive Hashimoto erhielt, ging es mir gesundheitlich nicht mehr gut. Da ich aber jedes Symptom stets für sich alleine betrachtet habe, war ich nur damit beschäftigt, immer ein anderes »Feuer« zu löschen: Weil mir immer mehr Haare ausgingen, rannte ich auf der Suche nach DEM Shampoo gegen Haarausfall von Drogerie zu Drogerie. Ich probierte jeden angesagten Instagram-Trend aus, von Goldener Milch bis zu grünen Smoothies. Natürlich ohne Erfolg. Ich war verzweifelt und wollte nichts unversucht lassen. Auch mein Hautarzt konnte nicht weiterhelfen. Also versuchte ich, die kahlen Stellen, so gut es ging, zu verstecken. Ich zwirbelte meine Haare zum Dutt hoch und erkundigte mich sogar nach Echthaar-Extensions. Das alles kostete enorm viel Energie, über die ich aber gar nicht verfügte. Ich wurde immer schlapper. Diese Energielosigkeit war übrigens »Brandherd« Nummer 2, um den meine Gedanken ständig kreisten.

Meine permanente Müdigkeit schob ich auf zu viel Stress oder zu wenig Schlaf. Eigentlich schlief ich ausreichend lang, schaffte es aber trotzdem morgens kaum aus dem Bett und fiel nachmittags immer in ein fettes Tief. Also trank ich einfach mehr Kaffee und hielt mich damit künstlich wach. Irgendwann trank ich den Kaffee nur noch schwarz – schließlich wollte ich die »bösen« Kalorien aus der Milch und dem Zucker sparen. Dennoch litt ich weiter an meiner Müdigkeit – ohne Aussicht auf Besserung.

Meine Unzufriedenheit mit meinem Gewicht und meiner Figur versuchte ich durch die verschiedensten Diäten, in den Griff zu bekommen. Von Low Carb über ketogene, vegetarische oder vegane Ernährung bis hin zu Clean Eating und Intervallfasten habe ich wirklich alles ausprobiert. Ich lebte quasi immer Diät. Diät zu machen war mein Normalzustand. Natürlich hätte ich meine Ernährungsweisen damals niemals Diäten genannt, war ich doch fest davon überzeugt, dass sie mir endlich dazu verhelfen würden, meinen langsamen Stoffwechsel auf Vordermann zu bringen. Ich war jedes Mal aufs Neue zuversichtlich und ließ mich von den zuverlässig einsetzenden Gewichtsverlusten blenden. Nach kürzester Zeit sprangen die verlorenen Kilos jedoch wieder auf mich über. Und sogar noch einige »on top«! In meinem »Wahn« bemerkte ich nicht einmal, dass ich von Diät zu Diät immer müder wurde und mein Zyklus zunehmend aus dem Gleichgewicht geriet. »Großbrand Nummer 3« war ausgebrochen: Mein Stoffwechsel war im Keller! Doch noch immer hatte ich nicht verstanden, dass alle diese Symptome einen direkten und kausalen Zusammenhang hatten!

Jeden Monat graute es mir vor meinen Tagen. Schon in der Woche davor schwankte meine Stimmung extrem und meine Brüste schwollen an und waren sehr empfindlich. Mein Frauenarzt empfahl mir hormonelle Verhütungsmittel, doch auch die brachten keine Linderung. Wenn die Periode dann endlich da war, ging gar nichts mehr. Ich lag mit heftigen Krämpfen im Bett, hatte Schmerzen im gesamten Unterleib, die sich bis in den Rücken hinaufzogen und mir war immer übel. Egal, was ich auch probierte: Tees, die unvermeidliche Wärmflasche, Wärmepads und lustige Geräte mit Elektroimpulsen – nichts, aber auch gar nichts funktionierte. Ich landete stets bei Schmerztabletten, um trotz meiner Tage halbwegs zu funktionieren. Was ich damals nicht wusste: Durch die Schmerztabletten habe ich meinen Körper quasi lahmgelegt. Auf diese Weise war ich völlig taub für seine Signale geworden. »Flächenbrand Nummer 4« war in vollem Gange!

Irgendwann war ich quasi hauptberuflich damit beschäftigt, das bunte Allerlei meiner Symptome zu lindern und lief wie ein aufgescheuchtes Huhn von »Brandherd« zu »Brandherd«. Doch damit erreichte ich gar nichts. Ich verstand erst viel später wie alles mit allem zusammenhängt. Der erste Schritt in Richtung Erkenntnis waren die Diagnosen Schilddrüsenunterfunktion und später Hashimoto. Endlich war die Zeit der Ungewissheit vorbei, mein Zustand hatte einen Namen und es gab eine »Schuldige«. Logisch, dass die Schilddrüse für all das die Verantwortung trug. Problem identifiziert. Problem gelöst. So dachte ich!
Na klar, die Lösung lag auf der Hand: Schilddrüsenmedikamente! Doch es dauerte nicht lang, bis ich bemerkte, dass die Tabletten alleine keine Besserung brachten. Also begann ich zu recherchieren und stellte bald fest, dass die Ursachen für meine Schilddrüsenprobleme viel tiefer lagen, unter anderem im Darm. Ausschlaggebend dafür waren meine ungesunde Ernährungsweise und die vielen Diäten. Die dadurch hervorgerufenen ständigen Blutzuckerschwankungen stressten meinen Körper enorm.
Erst als ich damit begann, die Ursachen meines gedrosselten Stoffwechsels zu erkennen und aktiv gegenzusteuern, fing meine Schilddrüse plötzlich wieder an, Hormone zu produzieren und in meine Zellen zu schicken! In Absprache mit meinem Arzt konnte ich das L-Thyroxin Schritt für Schritt reduzieren. Heute brauche ich gar keine Schilddrüsentabletten mehr. Ich bin geheilt! Nicht nur meine Blutwerte sind perfekt, sondern auch meine Symptome sind verschwunden! Die vier Brandherde zwischen denen ich hin und her gesprungen war, um zu löschen, hatten ihre Ursachen ganz woanders. Es existierte nur ein einziger Brandherd, den es zu identifizieren und an der Wurzel zu löschen galt.

Symptombaum

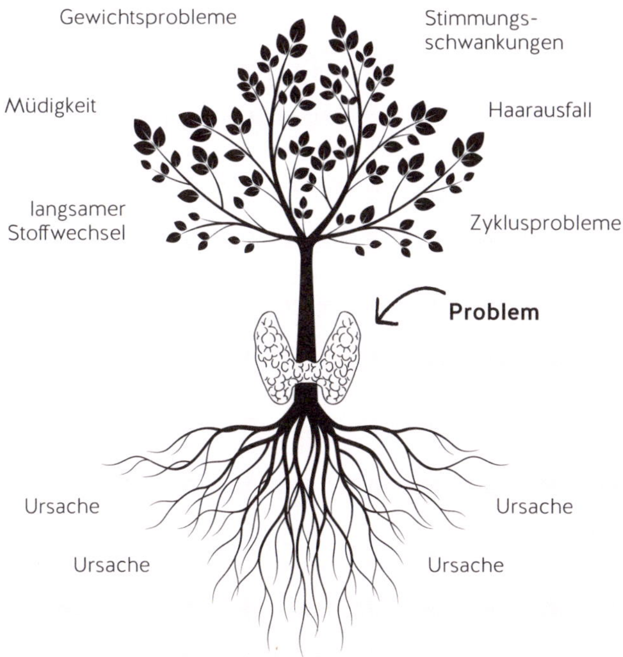

Das Bild des Baums macht eindrucksvoll deutlich, dass es gilt, das Problem an seiner Wurzel zu packen. Kümmere dich um deine Schilddrüse, dann wird alles gut. Nur die einzelnen Symptome zu bearbeiten führt nicht zum Ziel.

Was ich mit meiner Geschichte deutlich machen möchte ist, dass auch ich viele vergebliche Anläufe genommen und eigentlich alles ausprobiert habe, bis ich meine Probleme endlich in den Griff bekam. Nie saß ich faul auf dem Sofa herum oder klagte über mein ungerechtes Schicksal. Vielmehr habe ich permanent versucht, an meinen Symptomen rumzudoktern und auch viel Zeit und Geld investiert, um sie zu lindern. Aber ich habe über einen langen Zeitraum hinweg definitiv das FALSCHE getan und vor allem nie nach der wahren Ursache für meine Schilddrüsenunterfunktion geforscht! Es geht also darum, das Problem an der Wurzel zu packen. Es gibt tatsächlich unterschiedliche Ursachen für eine Schilddrüsenunterfunktion. Die sind bei jedem Menschen natürlich individuell. Doch sobald ich die einzelnen Ursachen der Reihe nach vorstelle, wirst du diejenigen, die auf dich perönlich zutreffen, sicherlich sofort erkennen. Welche Ursachen sind bei dir das »Leck« im System? Um das herauszufinden, könntest du beispielsweise wie ein Automechaniker vorgehen:

Stell dir vor, die Kontrolllampe (Symptom) für den Ölstand in deinem Auto leuchtet auf. Erst ab und zu, dann immer öfter, sodass du sie nicht mehr ignorieren kannst. Jedes Mal, wenn du das Auto startest, blinkt sie dich grell an. Klar, du könntest das Lämpchen im Menü Fahrzeugeinstellungen deaktivieren, weil dich das Blinken nervt und einfach weiterfahren. Allerdings würdest du dadurch riskieren, dass der Motor dauerhaft Schaden nimmt. Viel wahrscheinlicher ist es doch, dass du das Warnsignal, das dir dein kostbarer fahrbarer Untersatz meldet, ernst nehmen wirst und so schnell wie möglich zur nächsten Werkstatt fährst, um die Ursache für das Aufleuchten der Kontrolllampe (der zu niedrige Ölstand) durch Nachfüllen des Motoröls schleunigst zu beheben.

Vielleicht ist es aber so, dass das Motoröl das eigentliche Problem gar nicht löst und die Kontrolllampe nach ein paar Wochen abermals aufleuchtet. Wenn du jetzt vermeiden willst, dass dein Auto vielleicht einen irreparablen Schaden bekommt, musst du noch einmal genauer nachschauen (lassen), um her-

Meine Top-Schilddrüsenerkenntnisse

AN SYMPTOMEN HERUMDOKTERN BRINGT NICHTS

Als Erstes bin ich nur den Symptomen zu Leibe gerückt: Ich habe meine Müdigkeit mit Koffein bekämpft, meine Regelschmerzen mit Schmerztabletten ausgeblendet und versucht, den Haarausfall mit Anti-Haarausfall-Mittelchen zu beenden. Natürlich vergebens.

NUR HORMONE ZU SCHLUCKEN HILFT NICHT

Nach einer längeren Leidensgeschichte ohne Resultate ging ich einen Schritt weiter und erkannte mit ärztlicher Hilfe das Problem, das sich hinter meinen Symptomen versteckte – eine geschwächte Schilddrüse und ein dadurch immer langsamer werdender Stoffwechsel. Medikamente führten zwar zu vermeintlich perfekten Blutwerten, änderten jedoch nichts an meinen hartnäckigen Symptomen. Ich musste also noch tiefer graben.

DIE URSACHEN DER UNTERFUNKTION BESEITIGEN

Nur mein Studium und meine Nachforschungen haben mich schließlich auf die richtige Spur gebracht: Als ich die Ursachen hinter meinen Schilddrüsenproblemen erkannt hatte und bewusst auf sie einging, konnte ich sowohl meine Schilddrüse heilen als auch meine Symptome für immer loswerden. Bei mir waren es ein geschwächter Darm, eine total falsche Ernährung, Stress und ständige Blutzuckerspiegelschwankungen.

auszufinden, warum der Motor so viel Schmierstoff, also Öl, verbraucht. Vielleicht gibt es ja irgendwo ein kleines Leck, durch das Öl austritt. Kein Mechaniker im Vollbesitz seiner geistigen Kräfte käme in dieser Situation auf die Idee, ohne weitere Ursachenforschung den Automotor auszubauen, weil er nicht mehr funktioniert, sondern zu lecken scheint. Vielmehr würde ein versierter Mechaniker die Kontrolllampe, also das Symptom, ernst nehmen, intensiv prüfen, was im System nicht rundläuft, und alles unternehmen, um den Motor wieder auf Vordermann zu bringen. Das ist eine völlig logische und sinnvolle Vorgehensweise! Niemand würde einfach den Motor für immer entfernen, denn ohne Motor kann ein Auto nicht fahren!
Wenn es um die Schilddrüse geht, wird das aber leider viel zu oft gemacht! Sie wird oft zu leichtfertig herausoperiert, ohne ihr noch eine Chance auf Heilung zu geben! Natürlich gibt es Diagnosen, die die Entfernung der Schilddrüse dringend erforderlich machen, aber sie sind die Ausnahme, nicht die Regel.

URSACHEN VON SCHILDDRÜSEN-UNTERFUNKTION & HASHIMOTO

Im Laufe der Jahre habe ich durch mein Studium, aber noch weitaus mehr durch meine Arbeit als Coach für Frauen mit Schilddrüsenunterfunktion und Hashimoto typische Ursachen identifiziert, die, einzeln oder in Kombination, die Schilddrüse schwächen können. Die Ursachen für eine Schilddrüsenunterfunktion sind äußerst vielschichtig. Die Infografik auf der rechten Seite macht ohne viele Worte ganz schnell deutlich, warum eine Standardantwort alleine, etwa »Mehr Jod!«, meist keine Schilddrüse heilt!

Mögliche Ursachen einer Schilddrüsenunterfunktion und von Hashimoto

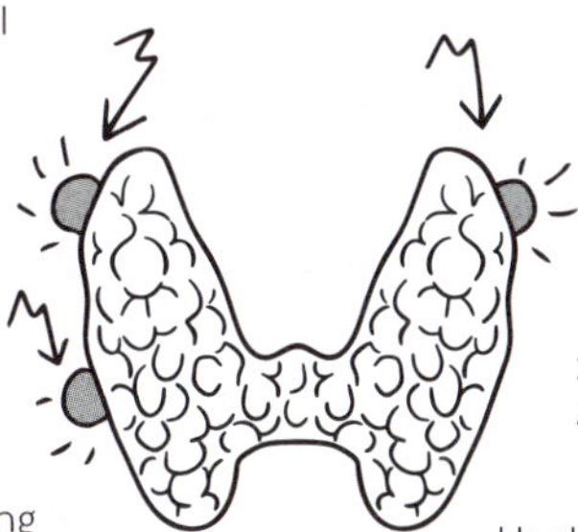

Es sind immer verschiedenste Faktoren, die dazu führen, dass unser Körper das Gefühl bekommt: Ich bin in Not! Irgendetwas stimmt nicht mit mir! Aus diesem Grund arbeite ich in meinen Coachings mit der »Alarm aus – Schilddrüse an!«-Formel (*siehe Seite 133*). Wir sehen uns dazu als Erstes an, wie wir den »Alarm« beziehungsweise das »Leck, durch das das Öl ständig tropft«, ausschalten können. Denn dieses Leck führt dazu, dass

der Schilddrüse signalisiert wird, dass ihr Organismus und damit auch sie selbst permanent in Gefahr seien.
Wenn man sich die Entwicklungsgeschichte der Spezies Mensch vergegenwärtig, dann wird klar, dass dieser Mechanismus auch extrem wichtig ist, da sich unser Körper, was dieses Thema betrifft, evolutionsbedingt noch genauso verhält, wie der Körper unserer Vorfahren in der Steinzeit. Damals war es durchaus realistisch, plötzlich einem sprungbereiten Säbelzahntiger gegenüberzustehen. Deshalb war es überlebenswichtig, dass der Adrenalinspiegel im menschlichen Körper blitzschnell ansteigt, um in den Kampf-oder-Flucht-Modus schalten zu können. Hättest du damals gelebt, hättest du also entweder mit dem Säbelzahntiger gekämpft (eher nicht zu empfehlen) oder wärst schnell weggerannt (viel besser). In beiden Fällen hätte dein Körper alle Systeme hochgefahren, damit dir ausreichend viel Kraft und Energie zur Verfügung stehen. Zu so einem extrem starken Adrenalinanstieg ist es in der Realität allerding damals nicht ständig gekommen. Denn unsere Vorfahren begegneten einem ausgehungerten Säbelzahntiger nicht täglich. Ganz anders wir Menschen heute: Viele von uns stehen tagtäglich unter Strom und sind ununterbrochen stressigen Situationen ausgesetzt. Wenn etwa deine Chefin immer wieder mal als moderne Version einer Säbelzahntigerin auftritt und deinen Körper dadurch in einen chronischen Kampf-oder-Flucht-Modus versetzt, ohne dass du mit ihr kämpfen oder einfach aus dem Büro abhauen könntest, – dann hast du ein Problem.
Analysiert man die Umstände vor der Diagnose einer Schilddrüsenunterfunktion oder von Hashimoto, so erkennt man oft, dass die Erkrankung bei vielen Betroffenen kurze Zeit nach einem Trauma auftritt, zum Beispiel nach dem Verlust eines na-

»Alarm aus – Schilddrüse an«-Formel

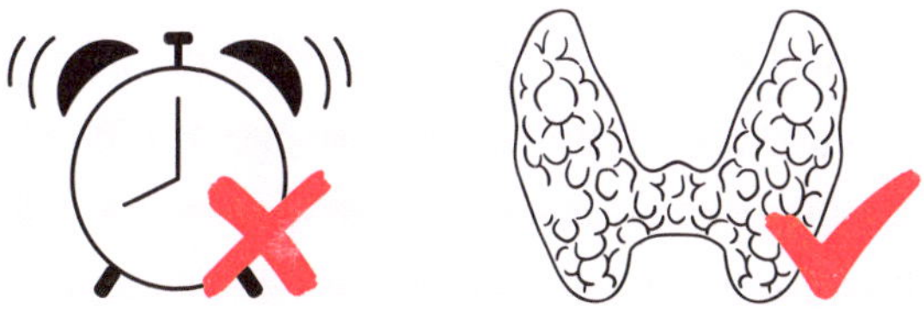

Agiert der Körper im Alarmmodus schraubt die Schilddrüse den Stoffwechsel runter. Beseitigen wir die Ursachen für den Alarm, fährt die Schilddrüse die Systeme wieder hoch!

hestehenden Menschen, nach einem Autounfall, nach einer langen stressigen Phase im Job, im Studium oder in der Ausbildung, aber auch nach der Trennung von einem Partner.
Wenn du zu lange und zu intensiv unter Dauerstress stehst, passiert Folgendes: Dein ganzer Organismus befindet sich chronisch im Kampf-oder-Flucht-Modus, und der Teil deines Nervensystems, der für Ruhe, Entspannung und auch eine gute Verdauung zuständig ist, der Parasympathikus, ist inaktiv. Dabei würde es uns und vor allem unserer Schilddrüse sehr guttun, öfter in diesem angenehmen Entspannungs- und Verdauungsmodus statt im Kampf-oder-Flucht-Modus zu sein.
Doch der Alarmzustand in unserem Körper wird nicht nur durch psychischen Stress ausgelöst, sondern auch durch körperlichen Stress verursacht, wie zum Beispiel Nährstoffmangel, Lichtmangel oder starke Blutzuckerschwankungen. Auch durch eine Mangelernährung oder durch Diäten kann im Körper Adrenalin ausgeschüttet werden. Es werden dann also die gleichen

Stress-Botenstoffe ausgeschüttet wie unter psychischem Stress und der Körper begibt sich in die gleiche Alarmbereitschaft wie angesichts eines Säbelzahntigers. Jetzt versuche dir einmal vorzustellen, was es mit deinem Körper macht, wenn du mehrere Wochen, Monate oder sogar Jahre unter körperlichem Stress durch eine falsche, weil mangelhafte Ernährung stehst. Richtig: Dein Körper denkt, du bist in akuter Not und schraubt postwendend deinen Stoffwechsel herunter! Und wer ist für den Stoffwechsel zuständig? Noch mal richtig: Die liebe Schilddrüse! Und die reagiert folgerichtig, also um dich zu schützen, mit Schilddrüsenunterfunktion und Hashimoto samt der beschriebenen Symptome. Spätestens jetzt wird deutlich, wie komplex alle Abläufe rund um die Schilddrüse sich gestalten, wie fragil unsere Schmetterlingsdrüse im Grunde ist und wie gewissenhaft wir daher auf sie achten müssen!

WAS IST EIGENTLICH MIT DEN MÄNNERN?

Im Zusammenhang mit den Ursachen von Schilddrüsenbefindlichkeiten liegt es mir extrem am Herzen, noch einmal speziell auf den Unterschied zwischen den Geschlechtern einzugehen. Warum sind 90 Prozent der von Hashimoto betroffenen Menschen Frauen? Was steckt hinter diesem Phänomen? Als erste Ursache sehe ich ganz klar Hormonungleichgewichte. Obwohl auch im männlichen Körper Östrogene und Progesteron zugange sind, ist er nicht Monat für Monat starken Hormonschwankungen unterworfen und vor allem auch nicht den hormonellen Umstellungsphasen einer Schwangerschaft, Stillzeit oder Menopause. Zusätzlich nehmen viele Frauen über viele Jahre oder Jahrzehnte hinweg hormonelle Verhütungsmittel ein (egal, ob Pille, Hormonstäbchen, -pflaster, -ringe oder -spiralen),

die das Hormongleichgewicht der Schilddrüse ordentlich durcheinanderbringen können und gleichzeitig ein großer Nährstoffräuber sind.
Abgesehen von den hormonellen Unterschieden haben 77 Prozent aller Frauen schon mindestens einmal in ihrem Leben eine Diät gemacht! Bei den Männern sind es nur 40 Prozent. Und eine ansonsten ja sehr lobenswerte Eigenschaft vieler Frauen, ihr Ehrgeiz und ihr Fleiß, kehrt sich hier gegen sie: Die disziplinierten Frauen halten ihre Diäten in der Regel sehr lange durch. Während Männern eine Diät schnell zu unbequem wird und die meisten sie vorzeitig wieder abbrechen, beißt sich die Mehrzahl der Frauen hartnäckig durch und ist sehr streng mit sich.

DENKFEHLER! **Wenn es ihnen nicht gelingt abzunehmen, denken viele Frauen häufig, sie müssten eben noch viel strenger mit sich sein: noch mehr Salat essen, noch intensiver Sport treiben, noch disziplinierter Verzicht üben. Leider kann dieser Ehrgeiz im Hinblick auf das Abnehmen genau das Gegenteil bewirken – vor allem, wenn man sowieso schon unter einer Unterfunktion der Schilddrüse leidet. Durch den zusätzlichen Stress dieser hohen Disziplin und Anspannung sinkt der Stoffwechsel immer mehr, und man nimmt langfristig eher zu als ab!**

In meinen Coachings erlebe ich überdurchschnittlich oft extrem ehrgeizige Frauen, die sehr streng mit sich sind. Nicht selten halten sie ein Vorhaben über lange Zeit durch, gegen ihre natürliche Intuition und auch dann noch, wenn ihr Körper sich bereits massiv wehrt: Frauen in Führungspositionen, Unterneh-

merinnen und Frauen, die neben Karriere, Familie und Kindererziehung auch noch viele Ernährungstrends durchgezogen haben, bis sie irgendwann merkten – so geht es nicht mehr weiter! An dieser Stelle muss ich es einmal klar und deutlich sagen: Ehrgeiz ist eine großartige Eigenschaft – aber bitte niemals auf Kosten des Körpers und der eigenen Gesundheit! Wie wäre es dagegen damit, wenn du dich mit vollem Ehrgeiz darauf konzentrieren würdest, gute und nährende Dinge für deine Schilddrüse zu tun? Deine Schilddrüse stark zu machen?
Nachdem du viele mögliche Ursachen kennengelernt hast, die zu einer Schwächung der Schilddrüse beitragen können, schau dir bitte noch einmal die Abbildung auf Seite 131 an und notiere alle Ursachen, von denen du glaubst, dass sie Auslöser deiner Schilddrüsenunterfunktion gewesen sein könnten. Folgende Fragen können dir bei der Ursachenforschung helfen:

- Wann wurde bei dir eine Schilddrüsenunterfunktion oder Hashimoto diagnostiziert?
- Wann haben die Symptome begonnen (oft schon viele Monate oder Jahre vor der Diagnose)?
- Wann hattest du stressige Phasen in deinem Leben?
- Welche einschneidenden Ereignisse gab es in deiner Vergangenheit?
- Wann hast du dich über mehrere Monate nach einer sehr strengen Diät ernährt?

Du kennst dich am besten und weißt, was in der Vergangenheit war. Es lohnt sich, auf vergangene, schwierige Phasen deines Lebens zurückzublicken, um festzustellen, welche Ereignisse bei dir zu einem Hormonungleichgewicht geführt haben könnten.

WIE KRANKHEITEN ENTSTEHEN

»Da kann man leider nichts machen.« Diesen Satz hören viele Betroffene im Zusammenhang mit ihrer Erkrankung. Vielleicht leidet deine Mutter auch an Schilddrüsenproblemen und du hast dich schon bei dem Gedanken ertappt: »Alles genetische Veranlagung. Da kann man nichts tun. Das liegt bei uns in der Familie.« Falsch, absolut falsch! Bitte streiche diese negativen Gedanken sofort aus deinem Kopf! Sie entsprechen absolut nicht den Tatsachen. Ob eine Krankheit entsteht oder auch wieder verschwindet, hängt überwiegend vom Lebensstil und der Ernährung ab und nur zu jeweils zehn Prozent von den Umweltbedingungen und genetischer Veranlagung.

Und diese Erkenntnis lässt sich auch auf die Erkrankung und Heilung der Schilddrüse übertragen. Tatsache ist, dass nur die wenigsten Menschen mit einer Schilddrüsenunterfunktion ge-

Was die Gesundheit beeinflusst

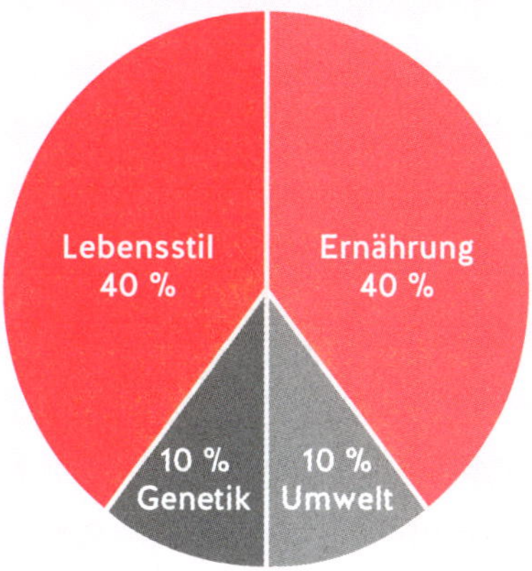

Dieses Diagramm nach Dr. Wighard Strehlow zeigt, wie groß der Einfluss (in Prozent) von Lebensstil, Ernährung, Umweltfaktoren und genetischen Faktoren auf die Verhütung von Krankheiten ist.

boren werden. Im Gegenteil, fast alle Betroffenen entwickeln die Erkrankung erst im Laufe ihres Lebens durch falsche Ernährung oder einen nicht förderlichen Lebensstil, wobei 40 Prozent auf die Ernährung und weitere 40 Prozent auf den Lebensstil fallen. Nur zu zehn Prozent werden, wie gesagt, durch unsere Gene und weitere zehn Prozent durch die Umwelt beeinflusst!

Die gute Nachricht ist: Du kannst durch deine Ernährung und deinen Lebensstil jeden Tag ganz bewusst 80 Prozent beeinflussen! Ich kann es deshalb kaum erwarten, dir in diesem Buch das Pro Metabolic Eating (*siehe Seite 147–222*) und den Pro Metabolic Lifestyle (*siehe Seite 223–239*) vorzustellen, weil du mit diesen beiden Hebeln einen immens großen Einfluss auf deine Schilddrüsengesundheit hast. Ernährung und Lebensstil sind nämlich die beiden Dinge, die du selbst in der Hand hast!

Deine Umweltbedingungen sind innerhalb eines gewissen Rahmens meist festgelegt: ob du in der Stadt oder auf dem Land aufgewachsen bist, von wem du auf welche Weise erzogen wurdest und so weiter. Aber natürlich hast du selbst einen gewissen Einfluss darauf, welchen Wohnort du als erwachsener Mensch wählst und vor allem darauf, ob du die anerzogenen Routinen deiner Eltern beibehalten willst oder nicht.

Du siehst, du bist keinesfalls ein »Opfer der Umstände«. Ganz in Gegenteil: Du hast definitiv die Möglichkeit, 90 Prozent der Einflussfaktoren auf deine Schilddrüse zu deinen Gunsten zu drehen! Und selbst die verbleibenden zehn Prozent, die Genetik, sind änderbar. Denn neueste Forschungen der Epigenetik haben eindrucksvoll gezeigt, dass man durch seine Ernährungsweise auch seine Gene oder die Genexpression der Erbinformation, der DNS (Desoxyribonukleinsäure), beeinflussen kann. Ja, richtig gelesen: Du kannst deine Gene durch deine Ernährung beeinflussen, und zwar nicht nur deine eigenen, sondern auch die kommender Generationen! Aber nicht nur die Ernährung, sondern auch die Art und Weise, wie du denkst, hat Einfluss auf die Genexpression! Darum arbeite ich in meinen Beratungen auch mit Hypnosetherapie, um die Schilddrüse wieder zu aktivieren und neue, hormonfreundliche Routinen im Alltag zu festigen und mental zu trainieren. Mit sehr viel Erfolg. Denn viele tägliche Routinen laufen gänzlich unterbewusst ab: Sei es der Griff in die Tüte mit den Gummibärchen, wenn du gestresst bist, oder die Tatsache, dass du deinen Teller immer brav bis auf den letzten Bissen leer isst, obwohl du eigentlich schon satt bist. Vieles, was du tust, passiert unbewusst und wird nicht durch deinen Verstand gesteuert.

Wenn wir also die Hebel an den richtigen Stellen ansetzen, können wir Krankheiten nicht nur verhindern, sondern auch wieder heilen, vor allem dann, wenn sie nicht angeboren sind, sondern erworben, sich also im Laufe des Lebens erst entwickelt haben. Meiner langjährigen Erfahrung zufolge gibt es immer einen oder mehrere Auslöser dafür, dass die Schilddrüse aus dem Gleichgewicht oder in Turbulenzen geraten ist. Der Schlüssel zu ihrer Heilung ist es, als Erstes diese Auslöser zu identifizieren und im nächsten Schritt neue Gewohnheiten auf der Ebene der Ernährung und in verschiedenen Bereichen des Lebensstils zu entwickeln. Auf diese Weise kann sich die Schilddrüse Schritt für Schritt erholen und gesund werden.

Wenn es dir gelingt die Gesundheit deiner Schilddrüse wiederherzustellen, dann hast du dir das stärkste Fundament deiner Gesundheit geschaffen. Warum? Ein schwacher Stoffwechsel ist die Basis für alle möglichen Erkrankungen. Durch die Stärkung deiner Schilddrüse und damit deines Stoffwechsels hebst du deine Gesundheit auf ein komplett neues Niveau. Du siehst also, was die Schilddrüse alles für dich tun kann, wenn du bereit bist, sie dabei zu unterstützen und auf sie zu hören. Ich bin sicher: Bald wirst auch du ein glühender Fan dieser fantastischen Hormondrüse sein, so, wie ich es schon seit Langem bin.

WIE LANG DAUERT DER HEILUNGSPROZESS?

Immer wieder werde ich gefragt: »Hannah, wie lange dauert es, bis ich mich vollständig heilen kann?« Leider kann ich darauf keine pauschale und allgemeingültige Antwort geben. Das ist deshalb nicht möglich, weil jeder Mensch anders ist und seinen ganz persönlichen Weg der Heilung finden und in dem ihm angemessenen Tempo gehen wird, denn die Schilddrüse und dein Stoffwechsel reagieren nicht innerhalb kürzester Zeit oder gar über Nacht. Noch gibt es keine Wunderpille X und keine Zaubertablette Y, die dies bewirken könnten. Und ich traue mich zu wetten, dass dies auch in absehbarer Zukunft nicht so sein wird. Es geht nicht darum, dass du in Rekordgeschwindigkeit 20 Kilogramm abnimmst, sondern darum, von Grund auf zu verstehen, wie deine Schilddrüse und dein Stoffwechsel funktionieren. Du wirst mit der Zeit genau wissen, was dein Körper gerade braucht, woran es ihm fehlt und warum er laut »Alarm!« ruft. Insbesondere aber geht es darum, dich dafür zu öffnen, deinen Körper und seine Signale kennenzulernen. Am Anfang ist dafür wichtig, dass du verschiedene Lebensmittel testest und erkundest, nach welchen Produkten du dich energiegeladen fühlst und nach welchen du müde oder schlapp wirst (*siehe Seite 147–164*). Durch alle diese Veränderungen kannst du einen Heilungsprozess anstoßen, der jedoch in den seltensten Fällen line-

Der gefühlte Heilungsprozess

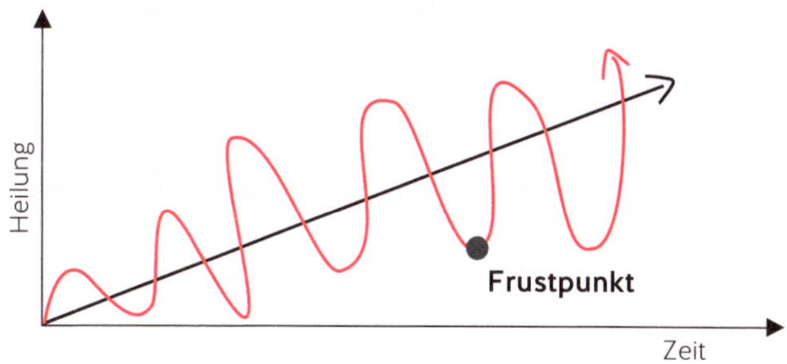

Der Heilungsprozess gemäß unserer Vorstellung (schwarze Gerade) und in der Realität (rote Linie).

ar verläuft, sondern eher in Wellen, – mal geht es steil bergauf, dann wieder bergab, doch auf lange Sicht ist die Tendenz eindeutig: Es geht Schritt für Schritt in Richtung Heilung.

Während deines Heilungsprozesses kann es immer wieder frustrierende Phasen geben (siehe »Frustpunkt« in der Grafik), in denen du zweifeln wirst, ob deine neuerlichen Bemühungen wirklich helfen werden. Vielleicht, weil du zwischendurch wieder beginnst zu frieren, von Tagesmüdigkeit überraschst wirst und das Gefühl hast, das alles wieder zurück auf Start geht. Auf der anderen Seite wird es jedoch auch die wunderbar euphorisierenden Phasen geben, in denen du dich fühlen wirst, als ob du Bäume ausreißen und es mit der ganzen Welt aufnehmen könntest! Damit du mittendrin in deinem Heilungsprozess nicht verzagt aufgibst, empfehle ich dir Folgendes: Mach dir zwischendurch immer wieder bewusst, wo du jetzt und in diesem Augenblick gerade stehst – verglichen mit dem Zeitpunkt, an dem du deine Heilreise begonnen hast.

DANIELA
und der Diät-Wahn

Daniela wurde von ihren Freundinnen die »Diät-Queen« genannt. Egal, welche Diät, Daniela kennt sie alle. Kalorienzählen war ihre leichteste Übung. Ob vegane Ernährung, Intervallfasten, Low Carb und ketogene Ernährung, Daniela hatte alles am eigenen Leib ausprobiert. Meist hatte sie rasch Erfolg. Schon nach wenigen Tagen waren die ersten zwei Kilos runter. Was sie nicht wusste: Das meiste, was sich da verabschiedet, ist Wasser. Doch geblendet vom Erfolg, den die Waage anzeigte, machte sie tapfer weiter. So wurde Danielas Stoffwechsel immer langsamer. Sie bekam erste Probleme. Der Grund: die geringe Kalorienzufuhr und der Diätstress für den Körper. Eine Schilddrüsenunterfunktion wurde diagnostiziert. Es folgte die Einnahme von Schilddrüsenmedikamenten. Vielleicht helfen die ja auch gegen die ständige Müdigkeit und das Frieren? Dem war leider nicht so. Also suchte Daniela weiter nach einer Lösung und stieß auf meine Homepage. Im Schilddrüsen-Coaching lernte sie, dass ihre strengen Diätphasen ganz und gar nicht ideal für ihre Schilddrüse waren. Sie veränderte einige Dinge in ihrem Alltag und begann, sich anders zu ernähren. Doch Daniela war weiterhin sehr fixiert auf ihr Gewicht. Am Anfang des Coachings nahm sie sogar drei Kilo zu und war verunsichert. Aber da sie bemerkte, dass alle anderen Symptome, wie die Müdigkeit und der Haarausfall, sich rasch besserten, schöpfte sie Vertrauen, blieb am Ball und stärkte so ihre Schilddrüse und ihren Stoffwechsel. Ihre Geduld wurde belohnt! Ihr Stoffwechsel erwachte zu neuem Leben und wurde so aktiv, dass sie in den nächsten Monaten 15 Kilo abnahm – und das ganz ohne Verzicht auf Kohlenhydrate und ohne Kalorien zu zählen.

Auch Danielas Heilreise verlief also nicht linear – zumindest nicht, soweit es ihr Gewicht betraf. Genau hier liegt der entscheidende Unterschied zwischen echter Heilung und einer Crash-Diät, bei der es langfristig mit hoher Wahrscheinlichkeit zum Jo-Jo-Effekt kommt. Während die meisten Diäten am Anfang zu schnellem Gewichtsverlust führen und die Zahl auf der Waage dann langfristig wieder hochgeht, kann es beim Pro Metabolic Eating genau anders sein. Dein Körper kann bei dieser Ernährungsweise am Anfang »Healing Pounds« beziehungsweise »Safety Pounds« anlegen. Diese heilsamen Pfunde verschwinden aber wieder und du wirst auf lange Sicht dauerhaft abnehmen und das Gewicht auch ohne große Anstrengung dein Leben lang halten können!

Warum dein Körper diese Sicherheitspölsterchen anlegt, ist schnell erklärt: Wenn du jahrelang Diät gehalten, Kalorien gezählt und ganze Lebensmittelgruppen wie Kohlenhydrate aus deinem Ernährungsplan gestrichen hast, bedeutete das für deinen Körper durchgehend Alarmstufe ROT! Er befand sich sozusagen ununterbrochen in einer Extremsituation und hat ohne Ende Stresshormone ausgeschüttet. Wenn dein Körper nun aufgrund einer gesunden, nährstoffreichen Ernährung wie dem Pro Metabolic Eating wieder all das bekommt, was er braucht, atmet er langsam und vorsichtig auf. Allerdings kann er es anfangs nicht so recht glauben und traut dem Frieden erstmal nicht. Wie sollte er auch, schließlich kann er ja noch nicht wissen, ob du wirklich und dauerhaft dabeibleibst oder ob es nicht in ein paar Wochen zur nächsten »Hungersnot« in Form einer Diät kommen wird – wie bisher immer. Alleine aus diesem Grund legt er ein paar Sicherheitsreserven an, nur, um auf der sicheren Seite zu sein. Man kann ja nie wissen. Klingt logisch, oder?

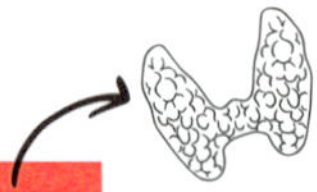

DAS MEINT DIE SCHILDDRÜSE!

Bitte ärgere dich nicht über die »Safety Pounds«, die ich anlege, wenn ich registriere, dass da endlich, endlich wieder mehr Nährstoffe kommen! Du hast ja inzwischen verstanden, dass ich als deine Schilddrüsen-Freundin ausschließlich im Sinne deiner Gesundheit handle. Als wahre Freundin, die immer ehrlich zu dir ist, muss ich dir aber auch sagen: Ich vertraue dir noch nicht so ganz. Eine leichte Skepsis kann ich nicht leugnen. Wer weiß, ob du mit dieser Ernährungsumstellung konsequent weitermachst und mich nicht bald mit einer neuen, schrecklichen Diät überraschst. Wenn ich aber merke, dass du in Zukunft regelmäßig und ausreichend viel essen wirst, kann ich mich entspannen, weil ich weiß, dass du in Sicherheit bist und ich keine Notprogramme fahren muss. Bitte erlaube mir also die paar Kilos zur Sicherheit einzulagern, bis ich darauf vertrauen kann, dass nun tatsächlich Regelmäßigkeit eintritt. Sobald das der Fall ist, geben meine Kollegen-Organe und ich Vollgas, fahren deinen Stoffwechsel wieder hoch, und die »Safety Pounds« und viele weitere Kilos können purzeln. Versprochen!

Beim Pro Metabolic Eating geht es keinesfalls darum, so schnell wie möglich viele überflüssige Kilos abzunehmen, sondern zunächst darum, gesund zu werden, um dann langfristig und nachhaltig abzunehmen. Übrigens: Nicht wenige Frauen nehmen sogar umgehend ab, sobald sie ihre Ernährung umstellen. Aber jeder Körper ist eben anders und geht seinen individuellen Weg der Heilung. Wie lange es dauert, die Schilddrüse wieder in Balance zu bringen, hängt nach meinen Erfahrungen von folgenden Faktoren ab:

- den Ursachen für die Entstehung der Schilddrüsenunterfunktion oder Hashimoto,
- wie lange du schon schilddrüsenkrank bist,
- wie schnell und intensiv du neue Routinen in deinem Alltag etablierst,
- ob du Unterstützung durch Schilddrüsen-Coaching, Hypnose und so weiter in Anspruch nimmst,
- ob du alleine bist oder Teil einer Community, die den gleichen Weg geht und dich mitzieht.

Die ganzheitliche Herangehensweise ist jedenfalls effektiver, als wenn du dich nur auf einen Bereich, etwa die Ernährung konzentrierst. Eines ist klar: Es geht definitiv nicht darum, dass du deine Schilddrüsenmedikamente so schnell wie möglich absetzt. Ganz im Gegenteil! Ich rate dir unbedingt, deine Schilddrüsentabletten genauso weiter einzunehmen, wie es dir gesagt wurde. Die Umstellung deiner Ernährung und deines Lebensstils verläuft daher bitte PARALLEL zur Tabletteneinnahme! Wenn du nach einigen Wochen spürst, dass deine Beschwerden sich bessern oder du leichte Symptome einer Schilddrüsenüberfunktion bemerkst (*siehe Seite 28–31*), solltest du einen Termin mit deiner behandelnden Ärztin oder deinem Arzt vereinbaren. Vielleicht können die Medikamente stufenweise abgesetzt werden, weil deine Schilddrüse von sich aus wieder Hormone bildet und diese besser in die Zellen gelangen. Halte diese Reihenfolge unbedingt ein! Ändere bitte keinesfalls selbst etwas an der Dosierung und setze deine Tabletten nicht eigenmächtig ab. Dein Körper wird dir anzeigen, wenn er zu viele Hormone bekommt, und ein guter Arzt schaut sowohl auf deine Blutwerte als auch auf deine Symptome!

AUF DEN (SCHILDDRÜSEN-)PUNKT GEBRACHT

→ Wenn du Symptome wie ständige Müdigkeit, Haarausfall, Zyklusprobleme und einen langsamen Stoffwechsel langfristig loswerden möchtest, musst du das Problem an der Wurzel packen: an der Schilddrüse!

→ Die Schilddrüse isoliert zu betrachten und die fehlenden Schilddrüsenhormone einfach in Form von Tabletten einzunehmen, bringt meist nichts. Es ist notwendig zu erforschen, welche Ursachen hinter einer Schilddrüsenunterfunktion oder der Hashimoto-Erkrankung stecken.

→ Versetze dich zurück in deine Vergangenheit und sieh genau hin. Du wirst bald erkennen, welche Faktoren dazu geführt haben, dass dein Körper in Alarmbereitschaft versetzt worden ist und warum deine Schilddrüse dafür gesorgt hat, dass dein Stoffwechsel gedrosselt wurde.

→ Du bist deinen Genen nicht hilflos ausgeliefert, sondern kannst deine Schilddrüse wieder ins Gleichgewicht bringen: durch eine schilddrüsenfreundliche Ernährung (Pro Metabolic Eating) und einen ebensolchen Lebensstil (Pro Metabolic Lifestyle).

→ Jeder Weg bis zur Heilung ist individuell. Ganz egal, wie lange der Heilprozess dauert, es lohnt sich ihn zu gehen!

Pro Metabolic Eating – Richtig essen »mit Schilddrüse«

Auf dieser Seite öffnet sich für dich die Tür zu einer Ernährungsweise, die vermutlich völlig anders ist, als alles, was du bisher über das Abnehmen und eine (vermeindlich) gesunde Ernährung gehört hast!

NIE WIEDER DIÄT!

Alle Frauen, die ich beraten darf, und deren Leben bisher von jahrelangen Diäten, ständigem Verzicht und nervigem Kalorienzählen geprägt war, können es zu Beginn ihres neuen Ernährungslebens gar nicht fassen, dass diese Qual nun tatsächlich ein Ende haben soll.

Viele berichten mir, dass es ihnen wie Schuppen von den Augen fiel, wenn sie plötzlich die Zusammenhänge von Ernährung und Stoffwechsel begreifen und endlich das große Ganze verstehen. Sie sind völlig entusiastisch, wenn sie erfahren: Es gibt einen anderen, leichteren Weg!

Das Erste, was du über dieses Ernährungskonzept wissen musst: Pro Metabolic Eating ist KEINE Diät! Es bedeutet vielmehr, so zu essen und zu leben, dass dein Stoffwechsel auf die bestmögliche Weise unterstützt wird. Diese Form der Ernährung beinhaltet alle jene Lebensmittel, die zu optimaler Zellatmung, also Energiegewinnung in den Zellen, führt. Optimale Zellatmung bedeutet, dass die Nahrung, die du zu dir nimmst, ohne Ein-

schränkung in Energie umgewandelt werden kann. Was dann passiert, ist eine völlige Umkehr aller Symptome, die durch eine Schilddrüsenunterfunktion ausgelöst werden: Die Müdigkeit macht einer wunderbaren Wachheit Platz, deine Verdauung wird angeregt, die Haare fallen nur noch in normalem Maße aus und werden wieder dichter, und deine überflüssigen Kilos schmelzen wie Eis in der Sonne – denn deine Schilddrüsenaktivität und dein Stoffwechsel sind »on fire«!
Pro Metabolic Eating setzt sich aus den folgenden Wortstämmen zusammen:

- Pro (englisch) für förderlich
- Metabolic (englisch) für Metabolismus (Stoffwechsel)
- Eating (englisch) für Ernährung

Pro Metabolic Eating ist also eine Ernährung, die für deinen Stoffwechsel förderlich ist!
Du findest das klingt traumhaft, aber auch ein wenig kompliziert? Keine Sorge, ist es gar nicht! Es geht beim Pro Metabolic Eating weniger darum, nur noch bestimmte Lebensmittel zu essen, sondern auch darum, bestimmte Lebensmittel auf die richtige Art und Weise zu kombinieren! Und es geht auch darum, wie du isst. Dazu gehört in allererster Linie, dass du künftig regelmäßig Nahrung zu dir nimmst – ohne Hungereinlagen! Nur wenn dein Blutzucker nicht andauernd Berg-und-Tal-Fahrten unterworfen ist, kannst du deinem Körper und deiner Schilddrüse ein Gefühl von Sicherheit und Verlässlichkeit vermitteln. Jetzt weiß dein System, dass künftig regelmäßig und verlässlich Energie nachkommen wird und kann den »Alarm« entspannt ausschalten.

So funktioniert Pro Metabolic Eating

Es gibt drei wesentliche Ursachen für den Erfolg von Pro Metabolic Eating. Erstens: Dein Körper kann endlich entspannen, weil er weiß, dass nun garantiert keine Hungersnot mehr droht. Zweitens: Du wirst künftig zu den Lebensmitteln greifen, die deinen Grundumsatz befeuern, weil du jetzt drittens genau spürst, was dein Körper braucht.

DEIN KÖRPER IST NICHT MEHR LÄNGER GESTRESST

Pro Metabolic Eating sorgt dafür, dass der zelluläre und metabolische Stress in deinem Körper sinken. Es geht darum, mithilfe deiner Ernährung jenen internen, also innerkörperlichen Stress zu reduzieren, der aktuell noch dafür sorgt, dass dein Stoffwechsel und deine Schilddrüse auf Sparflamme laufen.

DU ISST LEBENSMITTEL, DIE DIE SCHILDDRÜSE MAG

Du legst deinen Fokus künftig auf nährstoffreiche, wohltuende, bekömmliche Lebensmittel, die einfach zu verdauen sind und deinem Körper schnelle Energie liefern.

DU LERNST, AUF DEINEN KÖRPER ZU HÖREN

Du arbeitest in Zukunft aktiv mit dem Feedback deines Körpers und beobachtest ihn, um zu erkennen, was er braucht, um auf Hochtouren zu laufen. Du wirst auch lernen zu unterscheiden, nach welchen Lebensmitteln du dich gut fühlst und nach welchen nicht und identifizierst jene, die dir Energie und Kraft geben.

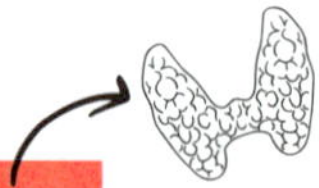

DAS MEINT DIE SCHILDDRÜSE!

Ich bin begeistert! Du lernst gerade kennen, was ihr Menschen Pro Metabolic Eating nennt! Wie lange habe ich darauf gewartet, dass du endlich entdeckst, dass diese Form der Ernährung die einzige ist, die mir wirklich gerecht wird. Lass uns jetzt zusammen herausfinden, wie du diese Art zu essen am besten in deinem Alltag umsetzt. Wir werden gemeinsam experimentieren und dabei erkennen, was uns beide gesund und glücklich macht! Du musst das, was du isst, ja auch mögen und dich darauf freuen! Keine Angst, wir können langfristig nichts falsch machen. Wenn mir etwas nicht gefällt oder nicht guttut, melde ich mich schon. Du wirst es sofort merken! Wollen wir unsere prometabolische Reise jetzt beginnen – als Winning Team?

Für deinen Stoffwechsel förderlich bedeutet, dass Pro Metabolic Eating all das umfasst, was individuell für DICH und DEINEN Stoffwechsel im Augenblick wichtig ist. Wenn du dich momentan beispielsweise Low Carb ernährst, wird der erste wichtige Schritt sein, dass du Kohlenhydrate wieder langsam in deine Ernährung einbaust. Bist du jemand, der bisher nur einmal pro Tag gegessen hat und jeden Morgen anstelle eines Frühstücks nur schwarzen Kaffee trinkt, wird dein erster Schritt sein, das Frühstück wieder einzuführen und regelmäßiger zu essen, um deinen Stoffwechsel wieder konstant mit Energie zu versorgen! Viele Frauen haben wegen Diäten, der Einnahme von ungeeigneten Nahrungsergänzungsmitteln und Stress einen gestörten, verlangsamten Stoffwechsel. Unser gemeinsames Ziel ist es nun, diesen trägen Stoffwechsel wieder aufzubauen und dazu zu bringen, wieder optimal zu funktionieren. Das kann und wird auch Zeit brauchen. Diese Zeit solltest du dir und deinem Körper unbedingt zugestehen! Du machst schließlich keine Wunder-Diät, die über Nacht Resultate erbringt. Mit denen hast du in der Vergangenheit vermutlich schon genug Erfahrungen gemacht! Pro Metabolic Eating ist eine ausgewogene, schilddrüsenfreundliche und gesunde Ernährungsweise.

DENKFEHLER! **Was den Stoffwechsel betrifft, wird viel zu häufig ausschließlich ans Abnehmen gedacht. Dabei geht es um so viel mehr als nur um die Rate, mit der wir Fett verbrennen. Dein Stoffwechsel beschreibt, wie gut deine Körperfunktionen auf zellulärer Ebene ablaufen und beeinflusst deine Hormone, dein Immun- und dein Fortpflanzungssystem, deine Entgiftungsfähigkeit, deine Verdauung und deine Nebennieren. Er bestimmt auch, wie dein Körper auf der Zellebene mit Nährstoffen wie Glukose, Vitaminen, Mineralstoffen, Proteinen und Fett umgeht und wie gut er diese in Energie beziehungsweise Wärme umwandeln kann.**

Vielleicht fragst du dich jetzt: »Wenn die Ernährung so individuell ist, woran erkenne ich dann, ob sie meinen Stoffwechsel erhöht?«. Eine sehr gute Frage, denn schließlich hast du ja kein Labor zu Hause. Brauchst du aber auch nicht, denn dein Körper zeigt dir genau an, wie es um deinen Stoffwechsel bestellt ist. Statt also nur zu schauen, welche Lebensmittel erlaubt oder nicht erlaubt sind, beobachtest du ab sofort, welche Lebensmittel in welcher Kombination, bestimmte Stoffwechselparameter positiv beeinflussen. Dazu habe ich eine ganz einfache Checkliste entwickelt (*siehe Seite 152*).

Stoffwechsel-Checkliste

Ob bestimmte Lebensmittel oder Mahlzeiten deinen Stoffwechsel positiv beeinflussen, kannst du an folgenden körperlichen und psychischen Parametern ablesen:

- ✔ warme Füße, Hände, Nase den ganzen Tag
- ✔ Stuhlgang (ein- bis dreimal pro Tag)
- ✔ Energie (auch ohne Stimulanzien wie Kaffee oder Tee)
- ✔ Schlaf (schnell einschlafen und durchschlafen)
- ✔ Urinieren (≤ vier- bis fünfmal pro Tag)
- ✔ Ruhepuls (75 bis 90 Schläge pro Minute)
- ✔ Körpertemperatur (37 °C)
- ✔ starke Libido
- ✔ gesundes Haarwachstum & starke Nägel
- ✔ fröhlich und positiv gestimmt
- ✔ regelmäßige und schmerzfreie Periode
- ✔ starkes Immunsystem
- ✔ morgens mit Hunger aufwachen
- ✔ gute Verdauung (ohne Blähungen oder Unwohlsein)
- ✔ gesundes Körpergewicht halten (ohne Anstrengung)

Diese Stoffwechsel-Checkliste (*siehe linke Seite*) ist ein tolles Tool, das ich auch in meinen Coachings regelmäßig nutze. So können meine Teilnehmerinnen ganz schnell erkennen, welche Lebensmittel ihre Schilddrüse und ihren Stoffwechsel langfristig aktivieren und welche eher kontraproduktiv sind.
Die Checkliste ist ab sofort dein Leitstern, denn mit ihrer Hilfe kannst du überprüfen, ob dein aktueller Lebensstil deiner Schilddrüse und deinem Stoffwechsel guttut oder eher schadet und welche Ernährungsanpassungen zu einer Verbesserung deiner Symptome führen.
Dein Körpergewicht ist selbstverständlich auch ein wichtiger Indikator, aber wenn du dich ausschließlich darauf konzentrierst, und die anderen Stoffwechselmarker vernachlässigst, wird deine Gesundheit auf lange Sicht verlieren. Deshalb müssen wir uns jetzt dem so wichtigen Thema Diäten widmen, um es dann auch ein für alle Mal damit abzuschließen.

WARUM DIE MEISTEN DIÄTEN SCHEITERN

Die meisten Diäten beruhen darauf, entweder zwanghaft Kalorien einzusparen oder aber bestimmte Lebensmittelgruppen wie zum Beispiel Kohlenhydrate, tierische Lebensmittel oder Milchprodukte komplett vom Speiseplan zu streichen. Das Problem dabei: Der Körper gerät dadurch in einen Stressmodus! Entweder direkt durch die zu niedrige Energieaufnahme oder durch die fehlenden Mikronährstoffe, weil wichtige Lebensmittelgruppen weggelassen werden. In der Folge steigt die Konzentration von Stresshormonen wie Adrenalin und Cortisol in deinem Körper kontinuierlich, was wiederum dazu führt, dass die Schilddrüsenhormone absinken.

Ja, es stimmt: Durch die erhöhte Aktivität der Stresshormone nimmt man während einer Diät zunächst ab – allerdings nur kurzfristig. Denn der Körper reagiert auf jede Diät und jede Periode der Mangelernährung gnadenlos: Er drosselt den Stoffwechsel. Daher besteht der langfristige Effekt dieses teuflischen Kreislaufs darin, dass du ständig zunimmst. Und das ist fatal. Genau diesen Effekt beweisen viele wissenschaftliche Studien, wie beispielsweise die Langzeitstudie von Erin Fothergill und Kollegen der National Institutes of Health in Maryland, USA aus dem Jahr 2016.[1] Die Forscher begleiteten die Teilnehmer der bekannten Fernsehshow *The Biggest Loser*, bei der stark übergewichtige Kandidatinnen und Kandidaten gegeneinander antreten. Ziel ist es, durch Sport und Diäten so viel abzunehmen wie möglich. Wer in 30 Wochen am meisten abnimmt, der gewinnt. Das Forscherteam beobachtete nicht nur, wie viel Gewicht die Teilnehmer während der Show abnahmen, sondern auch, was in den Jahren nach dem Gewichtsverlust passierte – sowohl mit ihrem Gewicht als auch mit ihrem Stoffwechsel. Jeder Teilnehmer verlor während der Show durchschnittlich gut 50 Kilogramm. Allerdings waren die meisten Kilos nach spätestens sechs Jahren wieder da. Wie sich jedoch außerdem herausstellte, war gleichzeitig ihre Stoffwechselrate dramatisch gesunken. Schon kurz nach der Show verbrannten die Teilnehmer pro Tag durchschnittlich 610 Kilokalorien weniger als vor dem Beginn der Challenge! Sechs Jahre später waren es sogar 704 Kilokalorien weniger als vor der Diät-Show. Ihr Kalorienverbrauch – also ihr Ruhestoffwechsel – sank also um ganze 25 Prozent! Infolge dieses schwachen Ruhestoffwechsels war die erneute Gewichtszunahme also nahezu unvermeidlich. Wie sehr diese massive Stressdiät, der sich die Kandidatinnen und Kandidaten von *The*

Was bei einer Diät passiert

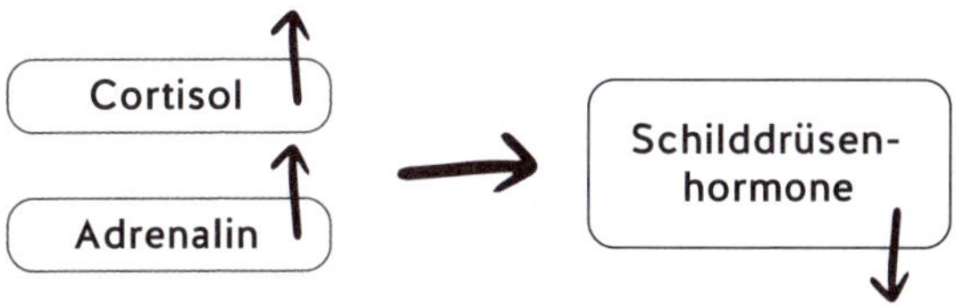

Wird die Kalorienzufuhr reduziert entsteht Stress im Körper: Cortisol- und Adrenalinspiegel steigen und die Schilddrüse drosselt ihre Hormonproduktion.

Biggest Loser aussetzen mussten, ihre Schilddrüsengesundheit angegriffen haben mag, können wir nur erahnen!

Wenn es ums Abnehmen geht, bekommt man oft so lockerflockig nebenbei den Tipp: »Du musst einfach weniger Kalorien zu dir nehmen und mehr Gemüse essen oder das Frühstück weglassen, und schon nimmst du ab.« Ach wirklich? Wenn es so einfach wäre, würde es kaum übergewichtige Menschen auf diesem Planeten geben! Das Gegenteil ist der Fall: Wenn ein Mensch weniger isst, registriert sein Körper das umgehend: Der Stoffwechsel wird heruntergefahren, das »Stoffwechselanpassungssystem« der Schilddrüse springt verlässlich an und der Kalorienverbrauch und der Ruhestoffwechsel sinken ebenfalls. Genau hier liegt das große Problem. Fast alle Diäten zielen auf kurzfristige Erfolge! Der Hormonhaushalt und der Stoffwechsel bleiben dabei vollkommen auf der Strecke! Wenn du eine Crash-Diät machst und eine Zeit lang deine Kalorienzufuhr reduzierst, wird das zwar kurzzeitig zu einem Gewichtsverlust führen, langfristig aber deinen Stoffwechsel völlig aushebeln.

Deshalb folgt auf die erste Diät, die nächste und die übernächste und so weiter, immer in der Hoffnung, dass die neue Diät, unter einem völlig anderen Aspekt (Low-Irgendwas) dieses Mal das große (Abnehm-)Wunder vollbringen wird. Das ist leider unendlich falsch gedacht!

Eine dir angemessene Ernährung kann nur eine sein, die mit deinem Körper zusammenarbeitet! Beim Pro Metabolic Eating wird der Fokus daher von außen nach innen verlegt und du fragst danach, welche Lebensmittel deinem Körper guttun. Weg von: »Wenn ich das Frühstück oder die Kohlenhydrate oder das Fleisch weglasse, dann werde ich abnehmen« hin zu einem »Wie geht es meinem Körper, wenn ich dieses bestimmte Lebensmittel zu mir nehme?«. Ja, genau: Du kannst deinen Körper einfach fragen und er wird dir antworten – garantiert!

Fokussiere dich also auf das, was dein Körper braucht und nicht auf das, was gerade als Superfood der Stunde angepriesen wird, im Trend liegt oder einfach nur hipp und gesund aussieht!

Wenn du deinem Körper zuhörst, in ihn hineinhörst, dann gibt er dir jeden Tag ganz eindeutige Antworten. Falls du also mit Blähungen auf Hülsenfrüchte, Vollkornbrot oder Rohkost reagierst, sind diese vermeintlich »gesunden« Lebensmittel eindeutig nicht die besten für dich.

Wenn du den Ernährungsempfehlungen aus Livestyle-Blogs und einschlägigen Magazinen einfach blind folgst, ohne je zu prüfen, ob diese oder jene Ernährungsweise dir und deiner Schilddrüse guttut, dann ist das, als ob du in einer fremden Stadt ohne Navi oder Stadtplan unterwegs bist. Du probierst also eine Diät nach der anderen, aber überprüfst nicht, ob sie dich auch an dein Ziel führt, also deine Stoffwechselrate durch eine gesteigerte Schilddrüsenfunktion erhöht, deine Fruchtbarkeit fördert, deinen Haarausfall stoppt, dir Energie gibt? Da ist Pro Metabolic Eating sehr viel schlauer!

KIM
und der Leistungssport

Kim gehört zu den Sportlerinnen, die von ihrer Leidenschaft leben können. Schon als Kind hat sie gerne Fußball gespielt und schaffte es in die Spitzenliga des deutschen Fußballs! Doch fünf Mal Training pro Woche und die regelmäßigen Spiele im In- und Ausland hinterließen ihre Spuren. Plötzlich ließen Kims Leistungen nach, und sie merkte, dass sie nicht mehr auf ihrem üblichen Energielevel unterwegs war. Am schlimmsten jedoch war es in den Trainingspausen: Sobald ihr Körper auch nur kurz zur Ruhe kam, brach ihr Hormonsystem völlig zusammen. Kim informierte ihren Arzt von dem Energiemangel. Der stellte eine Schilddrüsenunterfunktion fest und verschrieb ihr Medikamente. Da Kim dadurch allerdings weder eine Verbesserung ihrer Leistungen im Sport noch ihres Wohlbefindens feststellen konnte, kam sie zu mir in die Beratung. Durch eine Ernährungsumstellung und die Konzentration auf das Pro Metabolic Eating gelang es Kim innerhalb von zwölf Wochen, ihre Schilddrüse wieder zu aktivieren. Das bewies nicht nur die Verbesserung ihres Wohlbefindens, sondern auch eine Stoffwechselmessung. Weil Kim regelmäßig von Sportmedizinern durchgecheckt wird, konnte exakt nachgewiesen werden, dass ihr Stoffwechsel durch das Pro Metabolic Eating um fast 20 Prozent gestiegen war und sich ihr Fettanteil um zwei Prozent verringert hatte. Auch Kims Schilddrüsenwerte im Blut verbesserten sich deutlich, vor allem aber war ihre Energie und damit ihre Lebenslust wieder zurückgekehrt.

Das Prinzip des natürlichen Kaloriendefizits =

Natürliche Senkung der Kalorienaufnahme	+	Erhöhung des Kalorienverbrauchs (durch Stoffwechselsteigerung)

Kims Geschichte zeigt, dass man abnehmen und Fett verlieren und gleichzeitig seinen Stoffwechsel erhöhen kann, statt ihn zu drosseln! Natürlich musst du nicht monatlich zum Stoffwechselcheck antanzen, um zu erkennen, dass dein Stoffwechsel steigt. Die meisten Menschen merken das recht schnell selbst, wenn die Energie zurückkommt, ihre Hände wärmer werden und die Haare wieder zu sprießen beginnen. Hätte Kim durch ein künstliches Kaloriendefizit – also durch eine herkömmliche Diät – abgenommen, wäre ihr Stoffwechsel wahrscheinlich gesunken, anstatt zu steigen. Gesundes Abnehmen funktioniert völlig anders. Ich nenne es das »Prinzip des natürlichen Kaloriendefizits«. Die Formel findest du in der Grafik auf dieser Seite. Wenn du dich bewusst einschränkst, indem du Punkte oder Kalorien zählst oder wie beim Intervallfasten über einen langen Zeitraum hinweg nichts isst, dann erzeugst du ein künstliches Kaloriendefizit. Du hörst nicht auf deinen Hunger, sondern schaust auf die Uhr und hältst dich an von anderen aufgestellte Regeln, die dir vorschreiben, wann und wie viel du essen darfst. Das entspricht einer **künstlichen Senkung der Kalorienaufnahme** und die führt zum Jo-Jo-Effekt, da sie Heißhungeratta-

cken und eine Stoffwechselsenkung mit sich bringt – das haben viele wissenschaftliche Studien eindeutig bewiesen. Eine natürliche Senkung der Kalorienaufnahme dagegen kannst du erreichen, wenn du lernst, auf DEIN Hunger- und Sättigungsgefühl zu hören und es schaffst, deine Hunger- und Sättigungshormone in ein natürliches Gleichgewicht zu bringen.
Durch das Pro Metabolic Eating erhöhst du zudem deine Stoffwechselrate und damit langfristig auch deinen Kalorienverbrauch. Wenn deine Schilddrüse aktiver wird, verbrennt dein Körper auf natürliche Weise viel mehr Kalorien pro Tag – und das auch ganz ohne Sport. Beides zusammen führt zu einem natürlichen Kaloriendefizit ohne Jo-Jo-Effekt.

WARUM VIELE ERNÄHRUNGSTRENDS DER SCHILDDRÜSE SCHADEN

Obwohl die Menschen immer gesundheitsbewusster werden, steigt die Verbreitung hormoneller Erkrankungen, zu denen auch Schilddrüsenstörungen gehören. Wie kann das sein?
Leider steht bei vielen Trend-Diäten nicht im Fokus, ob sich die Menschen, die sich ihnen unterwerfen, dadurch langfristig besser fühlen, sondern nur, wie viel sie kurzfristig mit ihnen abnehmen können. Was nach der Diät mit ihren Körpern passiert, wird nicht mehr verfolgt.
Daher nehmen wir verschiedene Ernährungstrends mal genauer unter die Lupe und schauen uns an, welchen Einfluss sie auf die Schilddrüse und damit auf ihre langfristige Stoffwechselaktivität haben. Wenn du eine dieser Ernährungsweisen in der Vergangenheit ausprobiert haben solltest oder aktuell noch nach ihr lebst, dann hadere bitte nicht mit dir. Viele meiner Kli-

entinnen und auch ich selbst haben das alles ebenfalls mitgemacht – zum Leidwesen unserer Schilddrüse. Es ist nicht deine Schuld! Du wusstest es bis heute einfach nicht besser! Ich persönlich weiß inzwischen, was gut für mich ist und folge einem schilddrüsenfreundlichen Lebensstil. Und du kannst das auch! Sei also offen für etwas Neues! Vielleicht triggert dich ja die eine oder andere meiner Aussagen und stellt alles auf den Kopf, was du bisher zu diesem Thema gehört hast. Falls das passieren sollte, so betrachte es als etwas Positives. Wenn du nämlich andere, neue Erfolge im Außen haben willst – zum Beispiel, dass deine Schilddrüse wieder anfängt, eigene Hormone zu bilden –, dann darfst du etwas verändern, dann darfst du etwas anders machen, als du es bisher getan hast! Wenn du allerdings weitermachst wie bisher, wird sich vermutlich nichts verändern.

GEFAHR (INTERVALL-)FASTEN

Deine Schilddrüse liebt es zu frühstücken! Das Intervallfasten ist in aller Munde und wird in vielen Foren und Blogs als der heilige Gral des Abnehmens beschrieben! Da gibt es das 16:8-Fasten, also acht Stunden essen, 16 Stunden fasten, oder die noch schlimmere Variante, einen Tag essen, was man will, den nächsten Tag fasten und noch einige andere zeitlich angepasste Fastentrends.

Beim 16:8-Intervallfasten werden ausreichend viele Kalorien aufgenommen, aber sehr oft nicht am Morgen, da viele Menschen es praktisch finden, ohne Frühstück aus dem Haus zu gehen und mit dem Mittagessen als erste Mahlzeit zu beginnen. Während du schläfst, fastet dein Körper jedoch automatisch. Am Morgen frühstücken wir Menschen normalerweise, um unseren Körper wieder mit frischer Energie zu versorgen und seinen Stoffwechsel anzuregen. Deshalb heißt das Frühstück im Englischen auch Breakfast, zu deutsch Fastenbrechen. Bei dieser Form des Fastens verzichtest du auf ein Frühstück und fastest dadurch nicht nur die üblichen, ganz natürlichen acht Stunden während deiner nächtlichen Schlafphase, sondern noch darüber hinaus bis zum Mittagessen. Das bedeutet 16 Stunden, in denen dein Körper keinerlei Energie bekommt! Dein Smartphone lädst du doch auch regelmäßig auf, weil es sich sonst abschalten würde? Und deinen Körper lässt du auf diese Weise so lange ohne Energiezufuhr? Das kann nicht klug sein und ist das genaue Gegenteil von Pro Metabolic Eating! Da ich auch das immer wieder gefragt werde, hier gleich meine Antwort: »Nein, auch die Variante, zwar zu frühstücken und ab etwa 16 Uhr am Nachmittag nichts mehr zu essen, ist wenig schilddrüsenfreundlich!« Auch hier wird dem Körper über einen zu langen Zeitraum keine Energie zugeführt – die Uhrzeit spielt dabei überhaupt keine Rolle.

KATABOLISMUS

Doch was passiert da eigentlich in deinem Körper, wenn du über viele Stunden hinweg hungerst: Die Versorgung deines Körpers mit Energie läuft über deinen Blutzucker. Dein Körper ist also ständig dabei, diese Homöostase, deinen Blutzuckerspiegel, auf einem gleichen Niveau zu halten, um all deine Organe und Zellen mit Energie (Glukose) zu versorgen. Wenn du deinem Körper jetzt über viele Stunden keine neue Energie über Nahrung zuführst, ist er gezwungen, in einen Prozess namens Gluconeogenese zu wechseln: Dein Körper stellt dabei selbst Zucker her, damit der Blutzuckerspiegel stabil bleibt. Die Reserven in der Leber, die als Erstes dafür herhalten müssen, sind irgendwann erschöpft, deshalb baut der Körper anschließend eigenes Gewebe ab. Ein Vorgang, der Katabolismus genannt wird. Ein Wort, das fatal an Kannibalismus erinnert und ein Prozess, der leider auch so ähnlich abläuft: Der Körper frisst sich in dieser Situation quasi selbst! Wenn du deinem Körper nicht ausreichend viel Energie in Form von Nahrung zuführst, beginnt er damit, sich selbst abzubauen. Als Erstes wandelt er Muskeln und Sehnen in Energie (Zucker) um, später sogar Organe wie die Leber oder die Thymusdrüse. Erst zu guter Letzt baut er vielleicht auch etwas Fett ab. Dazu kommt: Der entzündungsfördernde Prozess des Katabolismus wird durch die Stresshormone Adrenalin und Cortisol gesteuert. Du kennst die Schilddrüse und ihre Mechanismen nun schon recht gut und kannst dir sicher bereits vorstellen, was du ihr, und dadurch dir selbst, durch solche Hungerintervalle antust.

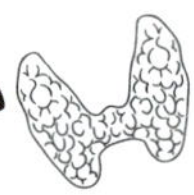

DAS MEINT DIE SCHILDDRÜSE!

Du fastest also, weil du tatsächlich glaubst, dadurch abnehmen zu können? Denkst du dabei gar nicht an mich, deine Schilddrüse? Wenn ich merke, dass du nicht regelmäßig zu essen bekommst, schrillen bei mir alle Alarmglocken! Ich gehe dann sofort davon aus, dass du in existenzieller Not bist. Hast du kein Geld mehr für ein Frühstück? Oder ist etwas Lebensbedrohliches mit dir passiert, das dich am Essen hindert? Wie du ja inzwischen weißt, fahre ich dann sofort deinen Stoffwechsel herunter, weil wir beide ja offenbar länger mit wenig Essen werden auskommen müssen. Willst du das wirklich?

Negative Wirkung des Intervallfastens

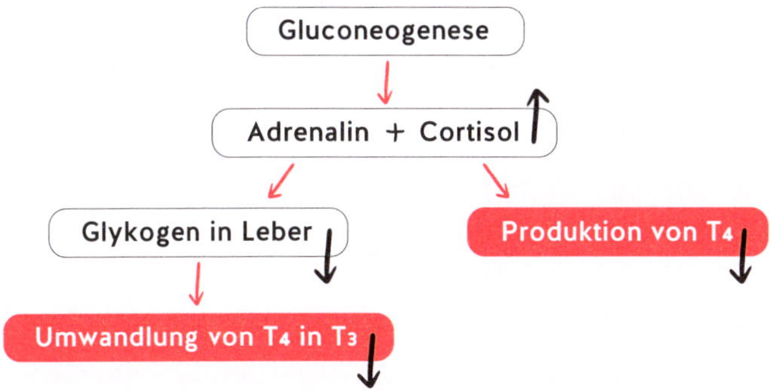

Negative Auswirkungen von (Intervall-)Fasten auf deine Schilddrüsenhormone.

Deine Schilddrüsenhormone geraten durch das Fasten auf zweierlei Arten aus dem Gleichgewicht: Durch den Anstieg der Stresshormone Adrenalin und Cortisol produziert deine Schilddrüse weniger Thyroxin (T4), gleichzeitig hat deine Leber Probleme, das inaktive Hormon T4 in das aktive Trijodthyronin (T3) umzuwandeln. Dies führt zur Schilddrüsenunterfunktion. »Aber ich habe mich doch so wunderbar gefühlt, als ich mit dem Intervallfasten anfing. So energiegeladen und voller Power«, wirst du jetzt vielleicht einwenden. Ja, tatsächlich, viele Menschen erleben in der ersten Zeit ein regelrechtes »High«, das aber leider alleine auf den erhöhten Adrenalinspiegel zurückzuführen ist – quasi wie bei einer Fahrt mit der Achterbahn. Das macht einmal im Jahr vielleicht Spaß, doch stell dir vor du würdest täglich Achterbahn fahren und wärst ständig »auf Adrenalin«. Das kann nicht lange gut gehen. Durch das hohe Adrenalin wirst du nicht nur hibbelig, es wirkt auch entwässernd, weshalb viele Fastende ja auch ständig auf die Toilette rennen. Meinen Freund hat es jedenfalls ganz schön genervt, dass er bei längeren Autofahrten stündlich anhalten durfte, weil ich schon wieder der Autobahntoilette einen Besuch abstatten musste. Durch das häufige Wasserlassen werden noch dazu viele Mineralstoffe wie Magnesium, Natrium, Kalium und Kalzium aus dem Körper gespült – wichtige Minerale und Salze, die die Schilddrüse braucht beziehungsweise die der Körper für den Transport der Hormone in die Zellen benötigt und die ihm dann natürlich fehlen. Ganz häufig werde ich im Zusammenhang mit dem Fasten gefragt, ob es nicht aber gut sei, wenn der Darm mal eine Pause hat für die Verdauung, und ob die Leber durch das Fasten nicht viel besser entgiften könne.

Also jetzt mal Klartext: Deine Leber entgiftet immer, jede Minute deines Lebens. Damit sie ihre Entgiftungsarbeit aber richtig durchführen kann, braucht sie Glukose (Energie), die du ihr über deine Nahrung zuführen musst. Eine gesunde Leber kann 150 Gramm Glukose in Form von Glykogen speichern, was für etwa acht bis zehn Stunden reicht – wenn du schläfst und nicht viel Energie verbrauchst. Wenn du jedoch aktiv bist, morgens eventuell sogar noch Sport machst, läuft die Leber viel schneller leer und muss daher auf den Prozess des Katabolismus zurückgreifen, wenn kein Nachschub kommt (*siehe Seite 161–162*)!

Wenn du jetzt zusätzlich noch an einer Unterfunktion der Schilddrüse oder Hashimoto leidest, dann ist die Speicherkapazität deiner Leber noch viel geringer. Deshalb mein ganz dringender Rat an alle Frauen und Männer mit Schilddrüsenunterfunktion und an alle, die nie in eine solche Situation geraten möchten: Bitte frühstückt unbedingt!

HEILFASTEN

Häufig werde ich auch gefragt: »Und was ist mit Heilfasten? Das geht ja nur eine Woche und danach wird wieder normal gegessen.« Viele Menschen fühlen sich während des Heilfastens tatsächlich wunderbar. Der Darm scheint zufrieden und der Bauch wird so schön flach. Gerade wenn der Darm vorher große Probleme mit der Verdauung hatte, fühlt es sich für viele Menschen erst einmal toll an, wenn diese Verdauungslast während des Fastens wegfällt. Leider liegt das Problem dann aber an der schlechten Verdauungsleistung generell und eventuell an falschen Ernährungsformen. Denn wenn du dich darmfreundlich ernährst, fühlt sich dein Darm immer leicht an und dein Bauch ist auf natürliche Weise flach. Eine Darmreinigung oder Fasten bringt also immer nur eine kurzzeitige Entlastung, ändert aber nichts an dem eigentlichen Problem. Deshalb empfehle ich IMMER so zu essen, dass es dem Darm gut geht.

In meine Beratung kommen auch häufig Frauen, die wegen jahrelanger kohlenhydratarmer oder veganer Ernährung oder weil sie Intervallfasten praktizieren, viele Nahrungsmittelunverträglichkeiten entwickelt haben. Ihre Körper sind so geschwächt, dass sie kaum noch Verdauungssäfte und Verdauungsenzyme produzieren, sodass bei vielen Lebensmitteln dann Unverträglichkeits- und Allergiesymptome auftreten. Andere Frauen leiden nach längeren Phasen des Intervallfastens an Zyklusproblemen, Progesteronmangel oder sogar unerfülltem Kinderwunsch. Auch Pamela Reif, Deutschlands bekannteste Fitness-Influencerin, berichtete kürzlich in ihrem Podcast, dass sie jetzt erst richtig verstanden habe, was Intervallfasten dem Körper antut und welchem Stress wir ihm damit aussetzen. Auch die Social-Media-Plattform TikTok hat ihre Richtlinien zum Posten von Inhalten verboten, die Fasten oder Intervallfasten verherrlichen. Fasten kann nämlich der erste Schritt in eine Essstörung sein! Viele Frauen verlieren durch das Fasten jedes Gefühl für Hunger und Sättigung. Auch mir ging es zunehmend so, bis ich morgens irgendwann gar keinen Hunger mehr hatte – übrigens ein typisches Zeichen für einen hohen Adrenalinspiegel im Blut. Zu anderen Zeiten wiederum, konnte ich essen ohne Ende und habe trotzdem kaum Sättigungsgefühle gespürt. Dieses Ungleichgewicht der Hunger-Sättigungs-Hormone kann sich ebenfalls negativ auf die Schilddrüse auswirken. Falls du also morgens eigentlich keinen Hunger hast, empfehle ich dir, mit einer Kleinigkeit anzufangen und dich langsam zu steigern. Also, sobald sich der morgendliche Hunger langsam wieder einstellt, die Portionen entsprechend größer werden zu lassen. Falls du L-Thyroxin einnimmst, warte nach der Einnahme 30 Minuten, bevor du mit dem Frühstück beginnst. Es ist übrigens ideal, innerhalb der ersten Stunde nach dem Aufstehen zu frühstücken, damit dein Stoffwechsel direkt das Signal bekommt: »Alles ist gut, wir sind in Sicherheit!« Und schon startet die Schilddrüse mit der Hormonproduktion!

HAUPTSACHE VEGAN? – WARUM DEINE SCHILDDRÜSE VON TIERISCHEN LEBENSMITTELN PROFITIERT

Sich vegan zu ernähren ist DER Trend schlechthin! Obwohl sich bis heute nur ein Prozent der Deutschen tatsächlich ausschließlich vegan ernährt, ist das Wort vegan ein Marketinginstrument geworden, ohne das keine Marke mehr auszukommen scheint. Heute gibt es kaum ein Restaurant, das keine veganen Gerichte anbietet. Du kannst im Supermarkt zwischen veganen Würstchen, Schinken und Käsesorten wählen, vegane Farbe auf deine

Wände malen, dich vegan kleiden – von veganen Schuhen über vegane Lederkleider bis hin zu veganen Wollpullis – und dich sogar vegan schminken. Doch was steckt tatsächlich hinter diesem Trend und wie wirkt sich ein totaler Verzicht auf tierische Lebensmittel auf die Schilddrüse aus?

WIE ES MIR GING

Hannah, die junge Vegetarierin

Im Alter von elf Jahren wurde ich Vegetarierin! Ich erinnere mich noch genau, wie ich in meinem Jugendzimmer auf dem Bett saß und konzentriert die Flyer und Broschüren des Vegetarierbund Deutschland (heute ProVeg Deutschland) studierte. Je mehr ich las, desto mehr taten mir die armen Tiere leid, und ich beschloss, ab sofort kein Fleisch mehr zu essen. Wild entschlossen stürmte ich in die Küche und verkündete meinen Eltern die frohe Botschaft. Die waren kurz geschockt, akzeptierten meine Entscheidung aber, wofür ich ihnen bis heute dankbar bin. Einfach war es nicht. Oft musste ich mir in der Schule dumme Sprüche von Jungs anhören wie »Du nimmst meinem Essen das Essen weg!«. Auch Klassenfahrten und Feiern wurde zu Herausforderungen, weil ich immer eine »Extrawurst« brauchte. Obwohl das alles um 2000 herum bei mir anfing, war ich als Vegetarierin noch so etwas wie eine Außerirdische. Vegetarische Gerichte wurden damals weder in Restaurants noch in Kantinen angeboten. Klar war mir das unangenehm, weil ich nicht ständig mit meinen Extrawünschen auffallen wollte. Aber ich tat es für die Tiere und ein bisschen auch für mich, weil ich dachte, dass ich mit einer fleischlosen Ernährung meiner Gesundheit Gutes tun würde.
Acht Jahre lang verharrte ich im Status der überzeugten Vegetarierin. Zwischendurch hatte ich aber immer mal wieder Heißhunger

auf Fleisch! Mit der Zeit erkannte ich, dass ich mich der Veggie-Bewegung aus dem Schuldgefühl heraus angeschlossen hatte, ein schlechter Mensch zu sein, wenn ich Tiere esse. Langsam wurde mir klar, dass meine hormonellen Probleme, die sich neben Regelschmerzen durch meine ständige Müdigkeit und den Haarausfall zeigten, irgendwas mit meiner Ernährung zu tun haben mussten. Eines Abends saß ich mit meiner Schwester bei Tisch. Sie aß gerade genussvoll einen Frischkäse mit Speckwürfeln. Plötzlich hörte ich mich sagen: »Das will ich auch.« Meine Schwester starrte mich überrascht an. Dann überreichte sie mir mit einem breiten Grinsen den Becher. Manche Entscheidungen sind gar nicht so schwer. Man muss sie einfach nur treffen!

Seit diesem Moment bin ich wieder eine glückliche und genussvolle Allesesserin. Heute liebe ich es, die ganze Palette an Fisch, Fleisch, Honig, Milch, Käse und Meeresfrüchten genießen zu können. Keinesfalls würde ich wieder zu einer rein vegetarischen oder veganen Ernährung zurückkehren. Nicht nur wegen des Genusses, sondern vor allem aus gesundheitlichen Gründen, denn diese Lebensmittel sind wahre Schätze für die Hormongesundheit! Tierische Lebensmittel wie Fleisch, Fisch, Milchprodukte und Honig ja selbst innere Organe sind so gesund, weil sie voller Nährstoffe stecken. Und zwar in einem Ausmaß, dass jeder Grünkohl daneben vor Neid erblassen würde. Den eindrucksvollen Beweis liefert die Tabelle (siehe *Seite 169*). Vergleicht man den Nährstoffgehalt von 100 Gramm Grünkohl mit derselben Menge Leber, so sprechen die Unterschiede eine deutliche Sprache: Grünkohl enthält zwar mehr Vitamin C als Leber, wenn man sich aber alle anderen für die

Pro 100 Gramm	Grünkohl	Leber
Biotin	0,5 µg	75 µg
Eisen	1,9 mg	7,9 mg
Folat	187 µg	240 µg
Jod	4,5 µg	14 µg
Kupfer	0,056 mg	5,5 mg
Riboflavin	0,25 mg	2,6 mg
Selen	1,4 µg	22 µg
Vitamin A	0 mg	28 mg
Vitamin C	105 mg	35 mg
Vitamin K2	0 µg	88 µg
Zink	0,33 mg	8,4 mg

Schilddrüse wichtigen Nährstoffe ansieht, wie die Vitamine A, B und K2, die Mineralstoffe Zink, Kupfer und Selen oder die Jodkonzentration kann man nicht umhin, die Leber als absolutes Superfood zu bezeichnen.

VITAMIN A

Sehr viele Menschen mit Schilddrüsenunterfunktion haben einen Mangel an dem wichtigen fettlöslichen Vitamin A. Immer wieder lese oder höre ich – selbst von Ernährungsexpertinnen und Ärzten – dass Karotten, Brokkoli und Spinat tolle Vitamin-A-Quellen seien. Leider ist das falsch, denn pflanzliche Lebensmittel enthalten nie Vitamin A, sondern immer nur Beta-Carotin, das aber erst eine Art Vorstufe von Vitamin A ist. Nur unter idealen Bedingungen kann im Darm oder in der Leber Beta-Carotin in Vitamin A umgewandelt werden. Doch jetzt rate mal, wer besonders oft Probleme bei der Umwandlung von

Beta-Carotin in Vitamin A hat? Richtig! Menschen mit Schilddrüsenunterfunktion und Hashimoto! Man kann das sogar mit bloßem Auge erkennen: an gelblichen Verfärbungen von Fuß- oder Handballen. Die entstehen, wenn zu viel Beta-Carotin nicht in Vitamin A umgewandelt werden kann. In großen Mengen kann Beta-Carotin aus pflanzlicher Quelle die Schilddrüsenfunktion sogar hemmen. Zudem ist Vitamin A wichtig für die Bildung von Progesteron (*siehe Seite 93*), das mit den Schilddrüsenhormonen gemeinsame Sache macht und unsere Schilddrüse stärkt! Schon alleine aus diesem Grund empfehle ich dir deshalb regelmäßig tierische Produkte wie Fleisch, Milch, Eier und Innereien zu essen – und zwar, so oft du Lust darauf hast. Von Nahrungsergänzungsmitteln mit Vitamin A rate ich allerdings ab. Sie stellen keinen Ersatz für das Vitamin A aus echten Lebensmitteln dar und können sogar zu Leberschäden führen.

PROTEINE – TIERISCHES EIWEISS

Neben den vielen wertvollen Vitaminen und Mineralstoffen, die tierische Lebensmittel enthalten, handelt es sich bei ihnen auch um absolut geniale Proteinlieferanten. Die meisten Menschen – vor allem Frauen – nehmen zu wenige Proteine zu sich, dabei ist tierisches Eiweiß essenziell für die Hormonbildung und den Transport der Schilddrüsenhormone in unsere Zellen. Das Hauptproblem beim Verzicht auf Fleisch und tierische Produkte ist, dass der Körper nicht ausreichend mit Proteinen versorgt wird. Auch weil es nicht so viele pflanzliche Lebensmittel gibt, die reich an Proteinen sind und sie zudem viele Nachteile haben: So sind Hülsenfrüchte schwer verdaulich und enthalten zudem entzündungsfördernde Lektine, Soja hat eine östrogene Wirkung und auch andere Fleischalternativen können, was ihre biologische Wertigkeit betrifft, nicht mit dem Original mithalten. Die biologische Wertigkeit ist ein Maß dafür, wie gut die über die Nahrung aufgenommenen Eiweiße in körpereigene Proteine umgesetzt werden können. Unser Körper benötigt 21 Aminosäuren (Bausteine der Proteine). In tierischem Eiweiß finden wir alle diese Aminosäuren in hoher biologischer Wertigkeit, das heißt, unser Körper kann das Eiweiß sehr gut nutzen. Als Referenzwert für die biologische Wertigkeit dient das Vollei, welches eine biologische Wertigkeit von 100 Prozent hat. Pflanzliches Eiweiß aus Gemüse, Getreide, Hülsenfrüchten und Nüssen weist eine niedrigere biologische Wertigkeit auf. Tierisches Protein hat im Vergleich zu pflanzlichem Vorteile, denn

- es besitzt nicht nur eine höhere biologische Wertigkeit, sondern ist auch besser verdaulich,
- liefert alle Aminosäuren und
- enthält keine Anti-Nährstoffe (*siehe Seite 180*) wie etwa Phytinsäure.

Vielleicht fragst du dich jetzt, was es mit der Aussage auf sich hat, wonach der Genuss von Fleisch und Milch zu Entzündungen im Körper führt? Diese Behauptung ist schlicht falsch! Wissenschaftliche Studien belegen sogar eine antientzündliche Wirkung! Wie aber kommt es zu dieser weitverbreiteten Fehlinformation? Warum fühlen sich manche Menschen mit rheumatischer Arthritis besser, wenn sie auf Fleisch verzichten? Dazu müssen wir uns ansehen, wie die Menschen früher Fleisch gegessen haben und wie wir heute Fleisch konsumieren. Neben den negativen Tatsachen von Massentierhaltung und schlechter Aufzucht und Fütterung vieler Tiere ist ein wesentlicher Faktor, dass viele Menschen nur ganz bestimmtes Fleisch essen – das Muskelfleisch. Während es bei meinen Großeltern früher Leberwurst, Blutwurst und Schwartenmagen zum Abendbrot gab, kennen die meisten Kinder heute nur noch Salami und Bärchen-Wurst. Auch sind wir kaum mehr bereit, Innereien oder andere essbare Teile eines Tiers zu verspeisen, sondern picken uns ausschließlich die Filetstückchen heraus. Es ist gut möglich, dass Oma und Opa auch deshalb Innereien gegessen haben, weil sie einfach günstiger waren, doch darüber hinaus hat diese Kost auch viele gesundheitliche Vorteile. Essen wir nämlich nur das Muskelfleisch, bekommen wir lediglich einen Teil der Aminosäuren ab, die wertvollen antientzündlichen Aminosäuren fehlen. Würden wir die Tiere, wie die Amerikaner sagen »nose to tail« also von der Schnauze bis zum Schwanz verzehren, könnte sich unser Körper jedoch über antientzündliche Aminosäuren wie Glycin, Prolin und Alanin freuen. Die Aminosäure Glycin, die zum Beispiel in Knochenbrühe oder Gelatine und Kollagen enthalten ist, wirkt prometabolisch, reduziert Entzündungen und stärkt das Immunsystem sowie die Magenschleimhaut! Und, hurra, der gestärkte Darm kann das Schilddrüsenhormon Thyroxin (T4) viel besser in das aktive Trijodthyronin (T3) umwandeln! Es ist faszinierend, wie alles zusammenhängt. Vermutlich erkennst du gerade, wie sehr du deinen Körper schädigst, wenn du ihm durch rein pflanzliche Nahrung diese wichtigen Nährstoffe vorenthältst.

MILCH UND MILCHPRODUKTE

Und es geht im Eiltempo weiter mit neuen Erkenntnissen! Denn auch Milch ist nicht von Natur aus entzündungsfördernd. In einer Meta-Studie aus dem Jahr 2019, der über 50 klinischen

Studien zugrunde liegen, haben Forscher der Universität Oslo dargelegt, dass sogar Milch eine antientzündliche Wirkung hat.[2] Auch die in Milch enthaltenen Hormonmengen sind vernachlässigbar und absolut nicht schädlich. Schauen wir uns im Gegenzug Milch-Alternativen wie »Sojamilch« oder »Mandelmilch« an, so enthalten diese 130 bis 3000 Mal mehr für die Schilddrüse schädliche Phytoöstrogene. Phytoöstrogene wie etwa Isoflavone, können bei Menschen mit Schilddrüsenunterfunktion und Hashimoto zu großen Problemen führen, da sie das Enzym Thyreoperoxidase (TPO) hemmen, das für die Schilddrüse wichtig ist, um Thyroxin (T4) und schließlich Trijodthyronin (T3) zu produzieren.

DENKFEHLER! **Viele Tees und pflanzliche Präparate gelten als gesund und unbedenklich, dabei können die enthaltenen Phytoöstrogene in den sogenannten Frauentees oder dem oft verschriebenen Mönchspfeffer ziemlich viel im Körper durcheinanderbringen! Sie greifen aktiv in unseren natürlichen Hormonhaushalt ein und sorgen so für sein Ungleichgewicht. Wohlgemerkt: Nur, weil etwas »pflanzlich« ist, ist es nicht auch automatisch völlig unbedenklich.**

Echte Kuh-, Schafs- oder Ziegenmilch dagegen ist eines der nährstoffreichsten Lebensmittel und damit ein ideales Superfood für unsere Schilddrüse! Außerdem ist es eine der besten Quellen für bioverfügbares Kalzium, für B-Vitamine, fettlösliche Vitamine wie Vitamin A und Vitamin K2 sowie Vitamin D3, enthält darüber hinaus einfach verdauliche Kohlenhydrate sowie

Milch-Drinks – kein Ersatz für echte Milch

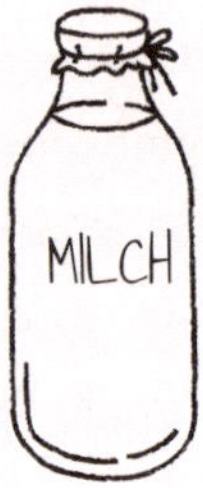

Bio-Heumilch

ZUTATEN:
Milch 100 %

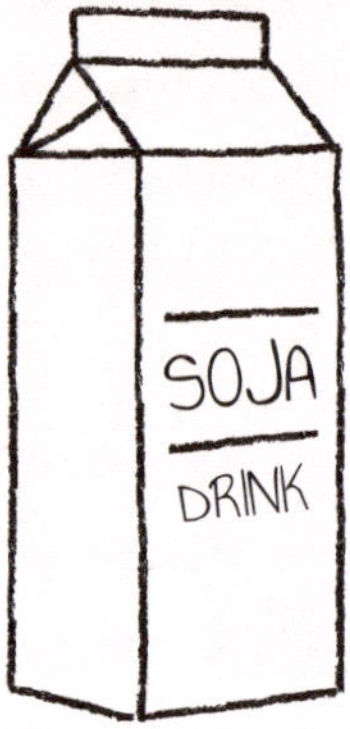

Hafer-Drink

ZUTATEN: Wasser, Hafer (8,7 %)], Rapsöl, Säureregulator [Dikaliumphosphat], Mineralien [Kalziumkarbonat, Kaliumiodid], Salz, Vitamine [D2, Riboflavin, B12].

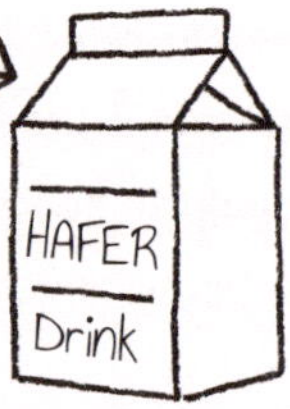

Soja-Drink

ZUTATEN: Sojabasis [Wasser, geschälte Sojabohnen (8,7 %)], Säureregulatoren [Kaliumphosphate], Kalziumkarbonat, Aromen, Meersalz, Stabilisator [Gellan], Vitamine [B2, B12, D2].

Vergleich der Zutatenlisten von Milch und pflanzlichen Milchalternativen (Milch-Drinks).

essentielle Aminosäuren (von höchster biologischer Wertigkeit), gesunde Fette und viele Mineralstoffe und Elektrolyte. Und im Vergleich zu den immer beliebter werdenden pflanzlichen Milch-Drinks (wie Hafer-, Mandel-, Soja-, Reis-Drinks) kommt sie ohne chemische Zusätze aus. Gerade die in alternativer Milch enthaltenen Stabilisatoren, Verdickungsmittel und Säureregulatoren können sich negativ auf die Verdauung auswirken. Ein Problem, weil der Darm so wichtig für deine Schilddrüsenhormone ist. Falls du schon länger keine Milchprodukte mehr zu dir genommen haben solltest, führst du sie am besten langsam und sukzessive wieder in deinen Speiseplan ein. Konzentriere dich vor allem auf die Stärkung deines Darms, denn oft entstehen Milchunverträglichkeiten aufgrund von darmunfreundlicher Ernährung über viele Jahre. Bei der Wahl deiner Milch kannst du auf folgende Kriterien achten:

Fettgehalt: Vollmilch mit natürlichem Fettgehalt (3,8 bis 4,2 Prozent)
Anbau: am besten Demeter
Futter der Tiere: idealerweise Gras, Kräuter und Heu (z. B. Heumilch)
Verarbeitungsgrad: nicht homogenisiert. Viele Menschen vertragen Vorzugsmilch hervorragend.
Tierrasse: Vollmilch von Kühen, die den reinen A2A2-Genotyp im Milcheiweiß aufweisen, wird von den meisten Menschen sehr gut vertragen. (A2-Kuhmilch oder Schafs- beziehungsweise Ziegenmilch)

Trinke also unbedingt mehr echte Milch und weniger pflanzlichen Milchersatz! Wie wäre es mit regelmäßigen Ausflügen in die nähere oder weitere Umgebung, je nachdem, wo du wohnst, um nach »Milchtankstellen« Ausschau zu halten. Und wer weiß, vielleicht entdeckst du auf deinen Touren tolle Hofläden in denen du frische Eier, Bio-Fleisch und Honig bekommst.

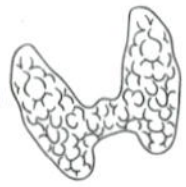

DAS MEINT DIE SCHILDDRÜSE!

Du verzichtest vollkommen auf Fleisch, weil du denkst, damit etwas Gutes für die Umwelt und die Tiere zu tun? Das ist ehrenvoll, aber vergiss dabei deine Gesundheit nicht. Stell dir vor, wie gut es mir, deiner Schilddrüse, tun würde, all die Nährstoffe aus Fleisch, Milch und Honig aufzunehmen. Dein Körper und meine kleine Wenigkeit sollten auf diese wertvollen Nährstoffe nicht länger verzichten müssen. Ich finde es ist höchste Zeit, dass du auch mal an DICH denkst!

Wer sich einmal genauer mit den Themen traditionelle regenerative Landwirtschaft auf der einen Seite und der industriellen Landwirtschaft mit Monokulturen und Massentierhaltung auf der anderen Seite beschäftigt, merkt schnell, dass es alles andere als unethisch oder umweltfeindlich ist, Fleisch zu essen. Nutztiere bringen bei artgerechter Haltung, viele ökologische Vorteile. So verbessern sie die Qualität des Bodens, nicht zuletzt auch, weil tierische Dünger chemischen vorzuziehen sind. Statt also einfach sämtliche tierische Lebensmittel zu verdammen und zu meiden, sollten wir Verbraucher alle gemeinsam den Unterschied machen und uns jeweils genau ansehen, welches Fleisch und welche Milch wir kaufen. Das Umschwenken auf hochwertige tierische Lebensmittel hat bei vielen meiner Klientinnen den Heilungsprozess enorm beschleunigt!

CLEAN EATING, ROHKOST UND CO. – WAS SAGT DER DARM?

Clean Eating, Smoothie-Bowls, Chiasamen, Acaibeeren und andere Superfoods sind total im Trend. Wenn du nicht jeden Tag zwei grüne Smoothies trinkst und deinen Mandeljoghurt nicht mit Hanfsamen pimpst, lebst du nicht gesund, wird dir suggeriert. Ist das tatsächlich so? Vor allem aber: Was machst du, wenn du feststellst, dass dir Rohkost nicht wirklich guttut und du durch die großen Salatportionen, von denen du dich hauptsächlich ernährst, immer müder wirst?

LEA
erkennt plötzlich, dass sie kein Kaninchen ist

Lea war es schon immer wichtig, sich gesund zu ernähren. Da viele ihrer Influencer-Idole regelmäßig tolle Smoothie-Bowls mit Samen, Nüssen und viel Gemüse auf Instagram präsentieren, kochte Lea das alles nach. Sie besorgte sich im Reformhaus und online allerlei Nüsse, Nussmus, Getreidemilch und Kerne und auf dem Bio-Markt Gemüse. Je grüner, desto besser. Lea züchtete sogar ihre eigenen Sprossen und schaffte sich einen teuren Standmixer an, um sich fortan täglich Smoothies aus frischem Gemüse zuzubereiten. Diese grünen »Cocktails« schmeckten ihr zwar eigentlich nicht, doch sie dachte an ihre Gesundheit, schloss die Augen und trank tapfer Schluck für Schluck. Doch bald bemerkte Lea, dass ihr ständig kalt war und ihre Verdauung, die sich zunächst durch die vielen Ballaststoffe, verbessert hatte, von Woche zu Woche schlechter wurde. Außerdem litt sie unter starken Blähungen, von denen auch ihr Umfeld nicht verschont blieb. Irgendwas lief da total schief, doch sie blieb auf ihrem »Gesundheitstrip«. Die Leute auf Instagram schafften das ja auch. Allerdings verschlechterten sich bei Lea, die schon seit einiger Zeit an Schilddrüsenunterfunktion und Hashimoto litt, die Blutwerte zusehends. Auch ihre Symptome, das ständige Frieren und die Müdigkeit, zeigten immer deutlicher, wie langsam ihr Stoffwechsel durch ihre spezielle Ernährungsform geworden war.

Schließlich kam Lea zu mir ins Schilddrüsen-Coaching und erfuhr zu ihrer großen Überraschung, dass ihre Schilddrüse gar nicht so viel Gemüse und Salat braucht! Vielmehr sollte sie zunächst beobachten, wie gut ihr Körper bestimmte Lebensmittel verdauen konnte. Sie erfuhr zudem, dass ihre Blähungen eher ein Zeichen für die schlechte Verdaulichkeit bestimmter Nahrungsmittel waren, die sie täglich in großen Mengen zu sich nahm. Lea begann also damit, ihr Gemüse zu kochen, bereitete sich Eintöpfe zu und nahm ausreichend viele Proteine aus Fleisch und Fisch zu sich. Und siehe da: Ihre Müdigkeit verschwand, ihre Hände wurden wärmer und ihre Schilddrüse fing an, mehr Hormone zu bilden. Heute braucht Lea gar keine Schilddrüsenmedikamente mehr und hat den grünen Smoothies endgültig »Adieu« gesagt. Sie hat verstanden, dass sie kein Kaninchen ist und sich nicht wie ein solches ernähren muss, wenn sie ihrem Körper das zuführen will, was er wirklich braucht.

Leas Geschichte ist leider kein Einzelfall! Selbst die Frauen, die nicht den neuesten Social-Media-Trends folgen, haben immer folgendes Schema im Hinterkopf: Willst du abnehmen, ernähre dich von Salat! Ich war da keine Ausnahme! Wahnsinn, wenn ich nur daran denke, wie viel Salat ich früher gegessen habe:

- in der Kantine, weil ich alle anderen Gerichte im Angebot für »ungesund« hielt,
- beim Italiener, weil ich dachte, von Pizza werde ich fürchterlich dick
- und auch in meiner Low-Carb-Zeit war Salat eines meiner häufigsten Abendessen!

Es gibt natürlich unzählig viele unterschiedliche Salatvarianten, aber ein Standardsalat besteht nun einmal hauptsächlich aus Blattsalaten: Eisbergsalat, Feldsalat, Lollo rosso und rohem Gemüse. »Und was soll daran ungesund sein? Hat doch kaum Kalorien!«, fragst du dich jetzt vielleicht etwas ratlos.
Stimmt, Salat hat kaum Kalorien, das ist ja genau die Problematik! Dein Körper braucht aber Kalorien und lässt sich nicht austricksen, indem du dir den Magen mit leerem Füllmaterial aus grünen Blättern vollstopfst! Deine fürsorgliche Freundin, die Schilddrüse, ist äußerst klug und registriert ziemlich schnell, dass dein Magen zwar voll ist, jedoch nicht mit wertvollen Kalorien. Die jedoch braucht dein System, um deinen Stoffwechsel am Laufen zu halten. Wenn die Schilddrüse merkt, dass kein neuer Brennstoff folgt, reguliert sie den Motor umgehend auf die halbe Geschwindigkeit herunter – und genau das willst du in Zukunft ja vermeiden!
Und noch eine Sache kommt erschwerend hinzu: Menschen, die an Schilddrüsenunterfunktion oder Hashimoto leiden, produzieren weniger Verdauungsenzyme und können deshalb rohes Gemüse und Salat nur sehr schwer verdauen. Kühe hingegen können das sehr gut, sie haben aber auch mehrere Mägen und nehmen sich zusätzlich im Mittel acht bis elf Stunden Zeit, ihre Nahrung immer wieder zu kauen. Und was machen wir, die wir keine Wiederkäuer sind? Essen mittags eine Riesenportion Blattsalat und rennen ins nächste Meeting. Wahnsinn, oder? Beim nächsten Date in einem italienischen Restaurant kannst du also ganz gelassen auf den obligatorischen Salat verzichten und dich stattdessen auf Antipasti, etwa Bruschetta, Meeresfrüchte oder Schinken sowie gegrilltes Gemüse und ein wunderbares Steak oder andere gekochte Leckerbissen freuen!

»Ja, aber in rohem Gemüse sind doch mehr Vitamine und Mineralstoffe als in gekochtem, oder?«, wirst du jetzt vielleicht einwenden. Also: Jein. Durch den Erhitzungsprozess wird zwar die Menge einiger Vitamine reduziert, vor allem die der Hitze-instabilen Vitamine. Gleichzeitig wird das Gemüse aber auch bekömmlicher. Denn viele Gemüsesorten, aber auch Hülsenfrüchte, Nüsse und Samen enthalten sogenannte Anti-Nährstoffe. Diese Pflanzenabwehrstoffe binden sich an Nährstoffe und verhindern, dass dein Darm diese aus dem rohen Gemüse aufnehmen kann. Wir sollten uns daher nicht nur ansehen, wie viele Nährstoffe in einem Lebensmittel stecken, sondern auch, wie gut unser Körper diese über die Darmschleimhaut aufnehmen kann – also die Bioverfügbarkeit der Nährstoffe.
Bei den typischen pflanzlichen Proteinquellen wie Hülsenfrüchten (Bohnen, Linsen, Erbsen) kommt hinzu, dass die in ihnen enthaltenen Lektine bei vielen Betroffenen von Hashimoto zu Entzündungen im Darm führen können. Generell ist die Verdauung bei vielen Menschen mit Schilddrüsenunterfunktion aufgrund des lahmen Stoffwechsels oft schon verlangsamt. Die fermentierbaren Fasern, die vor allem in Bohnen, Getreide, Nüssen, Samen, Soja, Kohlgemüse, rohem Blattgemüse und Salaten zu finden sind, können im Darm zu allerlei Problemen führen. Diese Fasern beziehungsweise Ballaststoffe beginnen, im Darm nämlich zu gären. Leider passiert das oft schon im Dünndarm, der im Gegensatz zum Dickdarm bei gesunden Menschen sehr steril ist. Wenn hier, infolge des verlangsamten Stoffwechsels, der Dünndarm schon mit Darmbakterien besiedelt worden ist, kann es zu Entzündungen kommen: Dabei geben die Darmbakterien sogenannte Endotoxine ab. Dieser »Stuhlgang« der Bakterien kann Autoimmunprozesse und Entzündungen auslösen

Darmbakterien machen Entzündungen

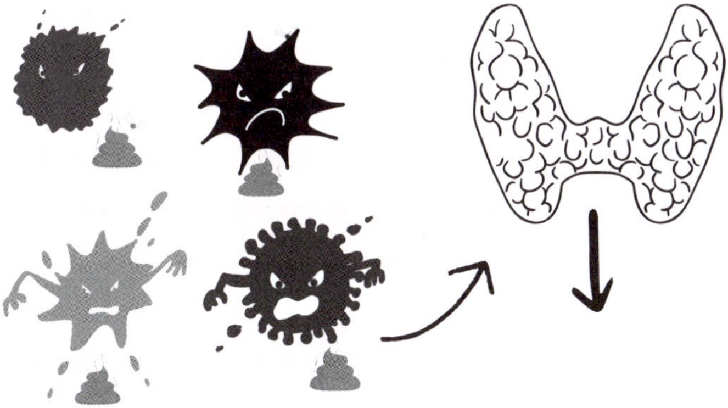

Wenn deine Darmbakterien zu viele Endotoxine abgeben, leidet deine Schilddrüse.

und dazu führen, dass deine Schilddrüse gestört wird. Beim Kohlgemüse kommt hinzu, dass es, vor allem wenn es roh gegessen wird, eine sogenannte goitrogene Wirkung haben kann. Goitrogene sind Stoffe in bestimmten Lebensmitteln, die die Aufnahme von Jod in der Schilddrüse hemmen können. Wenn die Schilddrüse jedoch kein Jod aufnehmen kann, ist es ihr nicht möglich, Schilddrüsenhormone zu produzieren. Dann ist es auch völlig egal, wie viel jodhaltigen Fisch und Algen du isst, das Jod kommt nicht bis zu deiner Schilddrüse!

Indem man Kohl kocht kann dieser Effekt teilweise reduziert werden. Leidest du jedoch bereits an einer Schilddrüsenunterfunktion oder Hashimoto, solltest du die folgenden Kreuzblütler und Gemüse mit goitrogener Wirkung besser komplett meiden: Blumenkohl, Brokkoli, Grünkohl, Kohlrabi und Rosenkohl.

EISEN- UND OMEGA-3-TABLETTEN SIND PROBLEMATISCH

Bist du andauernd müde? Das muss akuter Eisenmangel sein! Hat auch der Arzt gesagt. Und dann schluckt man haufenweise **Eisentabletten** und trinkt **Eisensaft**. Doch bis auf die Tatsache, dass jetzt auch noch Bauchschmerzen auftreten, ändert sich gar nichts. Warum aber werden dennoch bei Eisenmangel so oft Eisenpräparate oder, was noch schlimmer ist, Eisentransfusionen verschrieben? Weil auch in dieser Frage leider viel zu häufig nur sehr oberflächlich gedacht und geprüft wird!

Viele Frauen leiden unter niedrigen Eisen- oder Ferritinwerten. Die Ursache ist aber ganz oft eine Eisenverteilungsstörung und kein wirklicher Eisenmangel. In so einem Fall dem Körper noch mehr Eisen zu verabreichen, führt logischerweise nur zu einer Verschlechterung des Zustands.

DENKFEHLER! **Ein Eisenmangel im Blut (egal, ob Eisen- oder Ferritinwert) ist durch Eisentabletten, -saft oder -transfusionen oft nicht zu beheben. Den meisten Frauen geht es dadurch sogar noch viel schlechter. Stattdessen empfiehlt es sich herauszufinden, was die Ursache für die schlechten Eisenwerte sein könnte. Oft mangelt es nämlich an Kupfer, das für den Transport von Eisen im Körper essenziell ist. Liegt also ein Kupfermangel vor, leidet die Patientin an einer Eisenverteilungsstörung.**

Infolge der »Eisenüberdosis« kommt es nicht selten, vor allem in Kombination mit mehrfach ungesättigten Fettsäuren, zum sogenannten Lipofuszin. Das sind Verbindungen aus Eisen und hochoxidativen Fettsäuren, die zu Entzündungen im Körper führen können. Sie werden einerseits durch Leberflecke und Altersflecken nach außen sichtbar, können aber auch unter der Haut und innerhalb von Organen, wie der Schilddrüse, sitzen und den Stoffwechsel durch ihre entzündungsfördernde Wirkung hemmen. Lipofuszine sind deshalb nicht nur ein optisches Problem, sondern auch ein hormonelles.

Komplett auf Eisen verzichten musst du nicht, doch dein Körper sollte es aus echten Lebensmitteln wie Fleisch, Thunfisch, Krabben, Leber oder Eiern beziehen. Diese enthalten nämlich gleichzeitig – die Natur ist schlau – auch das wichtige Kupfer und andere Co-Faktoren, die die Transportproteine des Eisens brauchen, damit nicht nur deine Blutwerte stimmen, sondern das Eisen auch genau dahin kommt, wohin es soll.

Ein weiteres Nahrungsergänzungsmittel, das gerade extrem hip ist, ist **Omega-3 in Form von Pillen oder Tropfen**. Der Grund ist die Annahme, dass wir alle einen Mangel an Omega-3-Fettsäuren hätten. Ich sage dazu: Jein. Es ist richtig, dass die meisten Menschen über ihre Nahrung zu viele Omega-6-Fettsäuren aufnehmen und deshalb das Verhältnis von Omega-6- zu Omega-3-Fettsäuren im Körper bei vielen nicht ideal ist. Das Problem ist aber nicht der niedrige Wert der Omega-3-Fettsäuren, sondern der im Verhältnis dazu viel zu hohe Wert an Omega-6-Fettsäuren, von denen wir tatsächlich weniger aufnehmen sollten. Omega-6-Fettsäuren sind zum Beispiel in Pflanzenölen wie Sonnenblumen- und Rapsöl, Nüssen, Kernen und Vollkornprodukten enthalten.

Die geringen Mengen an Omega-3-Fettsäuren, die unser Körper benötigt, sollten wir besser über Fisch und Meeresfrüchte sowie aus Weidefleisch und Weidebutter beziehen – jedoch nicht aus Fischöl oder Algenöl-Präparaten. Die Öle beginnen nämlich bereits bei einer Körpertemperatur von 37 Grad Celsius zu oxidieren, und das mag unsere Schilddrüse ganz und gar nicht.

DENKFEHLER! **Bei Autoimmunerkrankungen wie Hashimoto können Omega-3-Fettsäuren aus Nahrungsergänzungsmitteln eine Entzündungsreaktion zwar kurzfristig lindern, sie packen das Problem aber nicht an der Wurzel. Die Zellen des Immunsystems schütten nämlich deshalb Entzündungsparameter aus, weil etwas im Organismus nicht stimmt, weil die Schilddrüse gestresst ist und in die Unterfunktion gerät. Wenn du diese natürliche Entzündungsreaktion jetzt einfach durch Omega-3 unterdrückst, pfuschst du deinem körpereigenen intelligenten Immunsystem ins Handwerk. Man könnte auch sagen: Du legst einen Deckel auf das Feuer, ohne nachzusehen, warum das Feuer überhaupt lodert. Fazit: Es ist eine ausnehmend schlechte Idee, das Immunsystem zu unterdrücken!**

Um Entzündungen langfristig zu verhindern, sind gesättigte Fettsäuren aus Butter, Kokosöl oder Ghee (also geklärter Butter oder Butterschmalz) eine perfekte Alternative zu Margarine, Omega-3- und Fischölkapseln. Wenn du, statt Sonnenblumenöl, Rapsöl oder Margarine zu verwenden, künftig zu Butter, Ghee oder Kokosöl greifst, sorgst du gleichzeitig dafür, dass dein Körper viel weniger Omega-6-Fettsäuren aufnimmt.
Butter ist im Vergleich zu Margarine nicht nur natürlicher, sondern unterstützt auch deinen Stoffwechsel, ist also prometabolisch. Das liegt unter anderem an der Buttersäure. Wissenschaftliche Studien beweisen, dass sie zu einer gesunden Darm-

Butter oder Margarine

Butter

ZUTATEN:
Milch 100 %

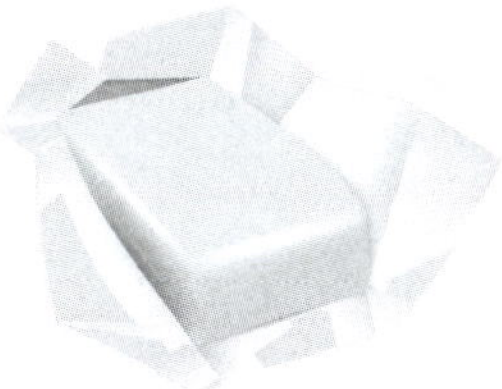

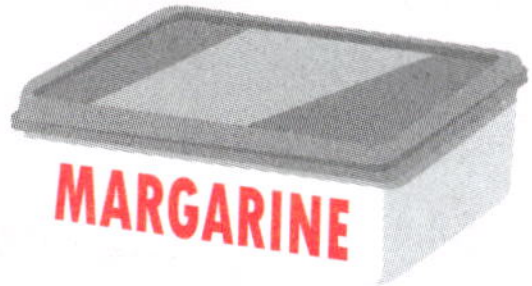

Margarine

ZUTATEN: 61 % Sonnblumenöl, Wasser, 13,5 % Sonnenblumenöl ganz gehärtet, Kokosfett, Emulgator: Lecithine, Mono- und Diglyceride von Speisefettsäuren; 0,2 % Speisesalz, natürliches Aroma, Säuerungsmittel: Citroensäure; Vitamin D, Farbstoffe: Carotin

Butter wurde lange als ungesund verteufelt und Margarine als die gesündere Alternative propagiert. Inzwischen ist die Butter wieder vollständig rehabilitiert.

schleimhaut beiträgt und die ist dringend für die Umwandlung des Schilddrüsenhormons Thyroxin (T4) in die aktive Form T3 notwendig. Mehrfach ungesättigte Fettsäuren aus Lein-, Raps-, Sonnenblumen- und Walnussöl sowie Margarine hemmen die Aktivierung der Schilddrüsenhormone dagegen. Lass dir also in Zukunft nicht mehr die Butter vom Brot nehmen!

DEINE SCHILDDRÜSE LIEBT SALZ

Schluss mit salzarmer Ernährung und dem täglichen Trink-Marathon! »Wie viel Wasser soll ich denn trinken? Zwei Liter, drei Liter oder sogar mehr?« Immer wieder höre ich, dass viele Frauen sich quälen, um auf die gebetsmühlenartig empfohlene Menge von drei Litern Wasser pro Tag zu kommen. Das ist ungefähr genauso schlimm, wie sich damit zu quälen, möglichst wenig zu essen. Eine feste Vorgabe dazu, welche Wassermenge man täglich trinken soll, ist weder seriös noch unbedingt gesundheitsfördernd – besonders für deine Schilddrüse nicht. Die liebt nämlich Salz! Wenn du allerdings den ganzen Tag über Wasser, Tee und Kaffee trinkst, dann musst du entsprechend häufig auf die Toilette und spülst viele wertvolle Mineralien aus deinem Körper im Klo hinunter. Ein gutes Indiz für deinen Wasserhaushalt ist die Farbe deines Urins. Sie zeigt dir verlässlich an, ob du gerade eher zu viel oder zu wenig trinkst:

Trinke ich genug?

Farbe des Urins	Trinkverhalten
durchsichtig	weniger trinken
sehr hell	etwas weniger trinken
mittelgelb	genauso weitermachen
dunkelgelb	mehr trinken

Dein Körper verfügt über ein wahnsinnig effizientes Instrument namens »Durst«. Vielleicht weißt du gar nicht mehr, wie sich Durst anfühlt, weil du total darauf fixiert bist, drei Liter zu schaffen, von denen du meinst, diese täglich in dich hineinschütten zu müssen. Ähnlich wie beim Hunger haben viele von uns es leider auch beim Trinken verlernt, auf die natürlichen Signale des Körpers zu hören und

- essen immer um zwölf Uhr mittags,
- oder nicht mehr nach 18 Uhr,
- oder bis der Teller leer ist, obwohl sie längst satt sind,
- oder trinken, bis auch die dritte Wasserflasche leer ist.

Dein Verstand denkt, das wäre besonders schlau. Dabei weiß es dein Körper viel, viel besser. Er verfügt nämlich über feine Sensoren, die minütlich messen, wie viel Wasser du verbrauchst, aufnimmst, was du isst, wie viel Wasser in diesem Essen enthalten ist, wie viel du ausschwitzt, in welcher Phase deines Zyklus du dich gerade befindest und, und, und …

Der Satz »Wenn du Durst hast, ist es schon zu spät« ist genauso falsch wie »Wenn du Hunger hast, ist es schon zu spät«. Nein, nein und noch mal nein! Beide Male ist es genau der richtige Moment, etwas zu trinken oder zu essen! Wenn du allerdings bereits Kopfschmerzen hast oder Schwindel auftritt, DANN ist es wirklich etwas spät. Das passiert aber vor allem den Menschen, die vor lauter Stress ihre feinen Durst- und Hungersignale gar nicht mehr wahrnehmen!

Was dein Körper braucht, ist gar nicht so sehr das Wasser, oft sehnt er sich vor allem nach Mineralien und Elektrolyten. Wenn du zum Beispiel frisches Obst isst, versorgst du deinen Körper bereits mit viel Wasser, gleichzeitig aber auch mit im Obst gebundenen Elektrolyten, Salzen und Vitaminen. Vor allem, wenn du meinst, großen Durst zu haben, aber der Durst durch das Trinken von reinem Wasser nicht gestillt wird, darfst du deinen Körper ruhig mit mehr Obst und Salz versorgen. Ja! Du darfst salzen! Und zwar ordentlich.

Wenn du nämlich an einer Schilddrüsenunterfunktion leidest, verlierst du über den Urin besonders viel Natrium. Kochsalz ist nichts weiter als Natrium und Chlorid. Alle negativen Eigenschaften, die dem Salz unterstellt werden, haben ihre Ursache nicht im Salz an sich, sondern in den künstlichen Zusätzen (etwa Rieselhilfen, Trennmittel, Fluoride und auch künstliches Jod), die bestimmten Salzen beigemischt werden, die aber kein

Mensch braucht. Naturbelassenes Salz ist deshalb nicht nur für unsere Schilddrüse und den Transport der Schilddrüsenhormone ideal, sondern senkt auch hohe Stresslevel. Wenn du etwas Salziges isst, dann sinkt der Adrenalinspiegel in deinem Körper, der Alarmmodus wird ausgeschaltet und die Schilddrüse kann wieder Gas geben!

SELLERIESAFT UND EPSTEIN-BARR-VIRUS-DETOX – BRAUCHEN WIR DAS WIRKLICH?

Ein weiterer erschreckender Trend ist der neuerdings angesagte tägliche Konsum von mehreren Gläsern frisch gepresstem Selleriesaft. Dazu müssen bis zu 20 Stangen Sellerie zu 500 Millilitern Selleriesaft verarbeitet werden! Dieser Saft soll die Leber reinigen, die Schilddrüsenfunktion verbessern und Stresshormone senken. Dieses »Wunder« vollbringt jedoch nicht der Selleriesaft an sich, sondern das darin enthaltene Natrium und Kalium. Ich kann dich also beruhigen: Du musst nicht täglich mühsam aus 20 Stangen Sellerie den Saft pressen, um diesen Effekt zu erzielen. Du kannst dich mit diesen Mineralstoffen ganz stressfrei versorgen, indem du Obst isst, Orangensaft trinkst oder meinen All-Time-Favorite, eine wunderbare Knochenbrühe löffelst. Der übermäßige Konsum von Sellerie kann im Übrigen zu allergischen Reaktionen, Blähungen, Hautirritationen, Atemnot und Verdauungsproblemen führen.
Außerdem wird immer wieder berichtet, wie wichtig es sei, das Epstein-Barr-Virus als mögliche Ursache von Hashimoto zu bekämpfen. Dazu muss man aber wissen, dass mehr als 90 Prozent aller Menschen sich im Laufe ihres Lebens mit diesem Herpesvirus infizieren! Jetzt könnte man natürlich allerlei Detox-Kuren machen, Selleriesaft-Exzesse absolvieren und heroisch

auf Eier verzichten, immer in der Hoffnung, dem bösen Virus dadurch zu entkommen. Oder aber du findest heraus, warum dein Körper so empfindlich gegenüber Infektionen geworden ist! Eine viel bessere Strategie ist es da doch, dafür zu sorgen, dass dein Stoffwechsel auf gesunde Weise wieder Fahrt aufnimmt. Wenn du dich nämlich stoffwechselförderlich ernährst, dann steigt deine Körpertemperatur, dein Immunsystem reguliert sich und alle Entgiftungsprozesse in der Leber funktionieren einwandfrei. Im Grunde brauchen wir keine Detox-Kuren, wenn mit unserem Stoffwechsel alles in Ordnung ist. Ein gesunder Stoffwechsel entgiftet sich jeden Tag selbst!

DIE SCHILDDRÜSE LIEBT EINEN STABILEN BLUTZUCKERSPIEGEL

Woran denkst du, wenn du das Wort »Zucker« hörst? »Zucker, das böse Gift«, »Zucker macht dick und süchtig« oder »Zucker raubt dem Körper Vitalstoffe«? Dabei ist Zucker die wichtigste Quelle für deine Zellen. Zudem läuft die effektivste Energiegewinnung in den Zellen über Zucker (Glukose). Dein Körper braucht Zucker, damit er funktioniert! Er kann zwar auch aus Proteinen und Fetten Energie gewinnen, doch diese Prozesse der Energiegewinnung laufen deutlich ineffektiver und vor allem im Stressmodus ab, was den Stoffwechsel immer langsamer werden lässt. Und das ist ja nun wirklich nicht dein Ziel!

Es stimmt zwar, dass Zucker dem Körper Vitalstoffe raubt, aber in diesem Zusammenhang wird es jetzt richtig spannend. Denn der Zucker schraubt deinen Stoffwechsel hoch (Pro Metabolic), und mit diesem schnellen Stoffwechsel und mit einer aktiven Schilddrüse verbraucht dein Körper dann mehr Nährstoffe, weil

Zucker zu Energie

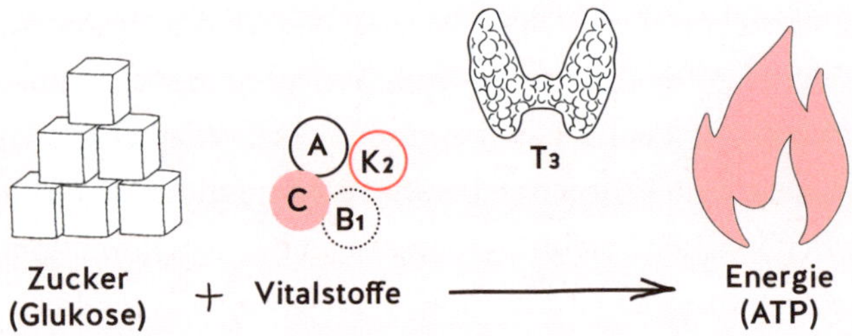

Für die Energiegewinnung sind unsere Zellen auf Zucker, Vitalstoffe und Schilddrüsenhormone angewiesen.

die Stoffwechselprozesse in jeder Zelle viel schneller ablaufen können. Das ist ein Grund zur Freude! Verfügt dein Körper nämlich über genug Treibstoff (Zucker), einen gesunden Motor (Schilddrüse) und ausreichend viele Vitalstoffe, dann kann er gigantisch viel Energie in Form von Adenosin-Tri-Phosphat, kurz ATP, produzieren (*siehe Seite 15–16*). In der Folge wird dir warm, und auch die alles lähmende Müdigkeit ist passé! Du fühlst dich dann leicht und freust dich wie ein kleines Kind! Intensive »Suchtgefühle« nach Zucker oder nach Süßem zu entwickeln, ist also nichts Schlimmes, Verwerfliches und definitiv kein Grund, ein schlechtes Gewissen zu haben. Es ist vielmehr biologisch so vorgesehen und total sinnvoll! Dein Körper verlangt einfach nur nach mehr Treibstoff für seine Zellen. Jeder »Heißhunger« auf Süßes ist eigentlich ein Hunger nach Energie. Sich diesem Süßhunger zu verwehren ist ein unnötiger Akt der Selbstgeißelung. Worauf du achten solltest, ist allerdings die

Gesunder Blutzuckerspiegel

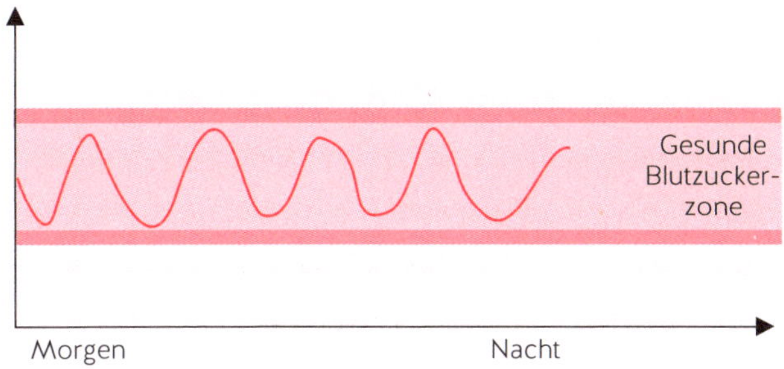

Läuft alles optimal und du isst, wenn du hungrig bist und hörst auf, wenn du satt bist, so sinkt und steigt dein Blutzuckerspiegel in ganz regelmäßigen Abständen.

richtige Kombination von Zucker. Doch dazu später mehr.
Dass Zucker eine essenziell wichtige Rolle bei vielen körperlichen Prozessen spielt, macht alleine schon der Zuckeranteil in deinem Blut klar – also dein Blutzuckerspiegel. Ein Deziliter deines Bluts enthält durchschnittlich 60 bis 140 Milligramm Glukose. Blut transportiert also nicht nur Hormone, sondern auch Zucker, um deine Zellen im ganzen Körper mit Energie zu versorgen! Dein Blutzuckerspiegel befindet sich übrigens nie konstant auf einem Niveau – also etwa immer bei 100 Milligramm pro Deziliter (mg/dl) Blut –, sondern ist ständig in Bewegung – mal steigt er und mal sinkt er. Nimmst du über deine Nahrung neue Energie zu dir, zum Beispiel weil du gerade köstliche Weintrauben isst, steigt dein Blutzuckerspiegel augenblicklich an. Dein Blut wird sozusagen mit Glukose aufgeladen. Einige Zeit später sinkt dein Blutzuckerspiegel wieder und dein Körper braucht Energienachschub.

BRIGITTE, die Power-Frau

Brigitte ist eine Karrierefrau, die nur eine Richtung kennt: nach vorne. Sie war erst Trainee, dann Projektmanagerin und leitet heute in einem bekannten deutschen Maschinenbauunternehmen sehr erfolgreich eine Abteilung mit 15 Mitarbeitern. Brigitte versteht ihren Job als Berufung und ist extrem ehrgeizig. Im Laufe ihrer Karriere ist es ihr immer wieder gelungen scheinbar utopische Ziele zu erreichen und auch komplexe Projekte zu einem erfolgreichen Abschluss zu bringen. Der Preis für diese Karriere: lange und intensive Arbeitstage. Meist kam Brigitte nicht vor 20 Uhr nach Hause und realisierte erst als sie müde auf ihr Sofa fiel, dass sie den lieben langen Tag kaum etwas gegessen hatte! Tief versunken in ihre Arbeit oder von Meeting zu Meeting eilend war in Brigittes Arbeitsalltag einfach kein Termin mehr frei für so profane Dinge wie Essen. Weil gerade die wichtigen Besprechungen bereits frühmorgens anstanden, ließ sie nicht selten das Frühstücken ausfallen. So galoppierte Brigitte also durch ihren herausfordernden Arbeitstag, ohne sich um ausreichenden Energienachschub für ihren auf Hochtouren laufenden Körper zu kümmern. Kein Wunder, dass sie abends maximal noch die Kraft hatte, die App eines Lieferservice zu bedienen oder sich eine Tiefkühlpizza in den Ofen zu schieben. Während sie auf das Essen wartete, verschlang sie Chips. Kurz vor dem Schlafengehen naschte sie, zur Belohnung für den erfolgreichen Arbeitstag, noch ein wenig Schokolade. Schließlich hatte sie den ganzen Tag kaum etwas gegessen, da sollte das doch kein Problem sein …

Das war Brigittes Alltag. Jahrelang. Beruflich ging es steil bergauf. Gesundheitlich jedoch ging es ihr von Jahr zu Jahr schlechter. Immerhin reichte ihre Energie zwar stets aus, um ihre beruflichen Projekte zu einem erfolgreichen Abschluss zu bringen, doch am Freitagabend ging gar nichts mehr. Brigitte fiel nur noch erschöpft ins Bett. Auch an den Wochenenden hatte sie kaum Lust, irgendetwas zu unternehmen, ins Grüne zu fahren, zu wandern oder Freunde zu treffen. Mit Mühe erledigte sie am Samstag die notwendigen Einkäufe und zog sich danach ermattet auf ihr Sofa zurück. Irgendwann sprach Brigitte dann doch bei einem Arzt vor, der postwendend eine Schilddrüsenunterfunktion diagnostizierte. Trotz der regelmäßigen Einnahme von L-Thyroxin legte Brigitte weiter an Gewicht zu. Langsam hatte sie kaum noch etwas anzuziehen. Die meisten Outfits waren zu eng geworden. Doch wozu sich neu einkleiden? Brigitte ging ja sowieso nicht aus. Ein Sozialleben war quasi nicht mehr vorhanden. Brigitte drohte sich zur Einsiedlerin zu entwickeln. Am liebsten waren ihr inzwischen die Tage im Homeoffice: Da konnte sie es sich in ihrer alten Jogginghose vor ihrem PC gemütlich machen.

Du bist übrigens nicht alleine, falls du dich in Brigitte wiedererkennen solltest. Den meisten berufstätigen Frauen, die in meine Beratung kommen, geht es ähnlich und sie haben alle eins gemeinsam: Sie sind ständig müde und nehmen konstant zu, obwohl sie im Grunde nicht viel essen! Wenn man sich ansieht, was Brigitte täglich gegessen hat, so stellt man fest, dass sie insgesamt gar nicht auf besonders viele Kalorien kam. Dadurch, dass sie tagsüber fast nichts aß und nur abends zu Nahrung griff, kamen durchschnittlich 1600 Kilokalorien zusammen.
Warum aber wurden Brigittes Hosen dann immer enger?
An dieser Stelle kommt wieder der Blutzuckerspiegel ins Spiel! Wenn du nämlich über längere Zeit nichts isst, weil du vor lau-

Ungesunder Blutzuckeranstieg am Abend

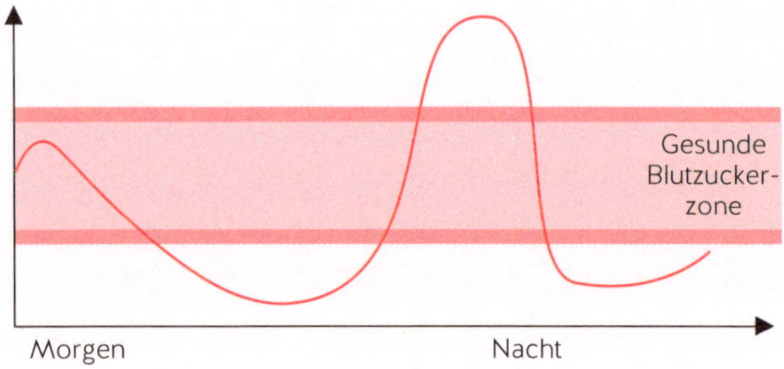

Wer tagsüber fastet und hauptsächlich abends isst, sorgt für einen extremen Blutzuckeranstieg. In der Nacht fällt der Blutzuckerspiegel dann in ein besonders tiefes Tal.

ter Stress die Mittagspause ignorierst oder das Frühstück auslässt, wird dein Blutzucker gefährlich tief absinken. Nimmst du dann am Ende des Tages endlich Nahrung zu dir, passiert es schnell, das es etwas mehr wird, denn du isst über deine natürliche Sättigung hinaus. Dadurch steigt dein Blutzuckerspiegel zu stark an und sinkt in der Folge auch zu tief ab – logisch. Diese starken Schwankungen des Blutzuckerspiegels entstehen allerdings nicht nur durch zu lange Essenspausen, sondern auch, wenn du zu wenig geschlafen hast, im totalen Stress bist oder dir wichtige Nährstoffe wie Natrium und Kalium fehlen. Ein stabiler Blutzucker ist für deine Schilddrüsengesundheit aus zweierlei Gründen von größter Bedeutung. Zunächst führt das ständige Auf und Ab deines Blutzuckerspiegels zu permanentem Stress in deinem Körper: Bei jedem Blutzuckertief werden Stresshormone wie Cortisol und Adrenalin ausgeschüttet, die sofort die Aktivität deiner Schilddrüse hemmen!

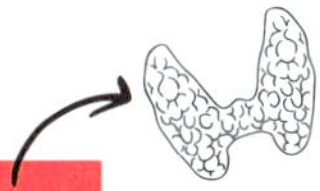

DAS MEINT DIE SCHILDDRÜSE!

Du willst abnehmen und verzichtest deshalb auf Kohlenhydrate oder Zucker? Oder du vergisst zu essen, weil du so im Stress bist? Bitte tu das nicht! Wenn dein Blutzuckerspiegel auf diese Weise Achterbahn fährt, läuten bei mir alle Alarmglocken! Ich gehe augenblicklich davon aus, dass du unter enormem Stress stehst und dein ganzer Körper sofort zum Kampf oder zur Flucht bereit sein muss. Das ist für mich der eindeutige Auftrag, sofort deinen Stoffwechsel herunterzufahren!

Außerdem ist ein stabiler Blutzuckerspiegel essenziell für deine Leberfunktion! Die Leber ist der Ort, an dem das inaktive Schilddrüsenhormone Thyroxin (T4) in das aktive Schilddrüsenhormon Trijodthyronin (T3) umgewandelt wird. Ist deine Leber mit starken Blutzuckerschwankungen konfrontiert, dann wird dieser Umwandlungsschritt behindert. Das Resultat ist ein Mangel an diesen wichtigen Schilddrüsenhormonen!
Genau das passiert übrigens auch bei einer Low-Carb-, No-Carb- oder Ketose-Diät: Der Blutzuckerspiegel fährt Achterbahn. Du freust dich über den schnellen Gewichtsverlust, während im Körper bereits die Konzentration des T3-Hormons sinkt und die des stoffwechselblockierenden rT3-Hormons steigt, worauf die Stoffwechselrate und Energieproduktion in den Zellen sinkt. Damit ist die langfristige Gewichtszunahme vorprogrammiert.
Brigitte legte den Hebel um und war nun bereit, alles zu tun, um ihren Blutzuckerspiegel wieder in die richtige Bahn zu lenken. Sie begann damit, regelmäßig zu essen – morgens, mittags, abends und bei Bedarf zwischendurch – und achtete dabei auf ausgewogene Portionen, sowohl, was das Verhältnis der Makro-

Den Blutzuckerspiegel stabilisieren

Statt immer nur streng auf Zucker und Kohlenhydrate zu verzichten, kannst du Folgendes tun, um deinen Blutzucker zu stabilisieren.

AUSGEWOGENE VERHÄLTNISSE HERSTELLEN

Es ist wichtig, dass das Verhältnis der Makronährstoffe, also Kohlenhydrate, Proteine und Fette, zueinander stimmt und du bei der Zusammenstellung deiner Mahlzeiten alle Nährstoffgruppen berücksichtigst.

REGELMÄSSIGE NAHRUNGSAUFNAHME

Je regelmäßiger du deine Mahlzeiten einnimmst, desto stabiler ist dein Blutzuckerspiegel.

ANGEMESSENE PORTIONEN

Wenn du tagsüber wie ein Spatz isst, dann wirst du spätestens beim Abendessen richtig zuschlagen. Je mehr du dich dann jedoch überisst, desto stärker schwankt dein Blutzuckerspiegel.

AUF HUNGER- UND SÄTTIGUNGGEFÜHL HÖREN

Verkneifst du dir zu essen, obwohl dein Körper bereits »Hunger!« ruft? Isst du deinen Teller leer, obwohl dein Magen schon voll ist? Tu das nicht mehr! Iss, sobald du Hunger hast und höre auf damit, sobald du satt bist.

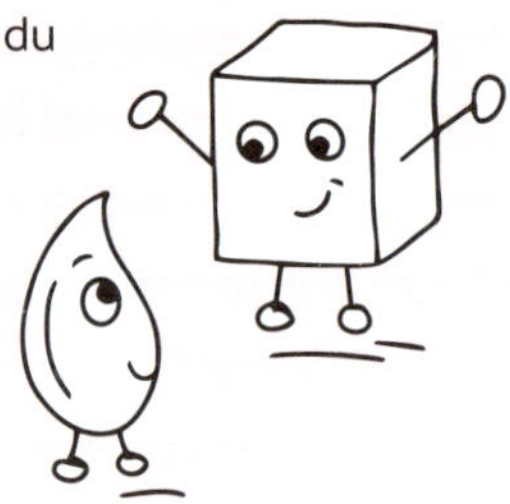

nährstoffe zueinander betraf, als auch deren Größe. Wenn sie keinen Hunger mehr hat, dann hört sie auf zu essen und wenn sie Hunger hat, dann versagt sie sich das Essen nicht mehr. Dadurch, dass ihr Blutzuckerspiegel wieder ausgewogen ist, weiß die Schilddrüse: »Die Gefahr ist vorüber, alle sind wieder in Sicherheit – Brigitte, ihr Organismus und auch ich selbst.« Darauf kann sie den Stoffwechsel langsam wieder hochfahren.
Um ihrem Körper dieses Gefühl der durchgehenden Sicherheit zu geben, hat Brigitte zusätzlich zu ihren drei festen Mahlzeiten »Denkpausen« in ihrem Kalender blockiert. In diesen Pausen spürt sie in sich hinein, um herauszubekommen, ob sie gerade Hunger hat und ihr Körper Energie braucht oder nicht. Außerdem verabredet sie sich wieder regelmäßig mit Kolleginnen zum Essen und tut damit nicht nur ihrer Schilddrüse etwas Gutes, sondern pflegt gleichzeitig Kontakte! Endlich kneifen auch Brigittes Hosen nicht mehr, und sie hat wieder Lust zu shoppen!

DIE ANGST VOR ZUCKER

Durch die Änderungen ihres Essverhaltens hat Brigitte auch ihre Angst vor Zucker abgelegt! Sämtliche Kohlenhydrate in unserem Verdauungssystem werden zu Zucker verarbeitet. Wenn du also kohlenhydratreiche Lebensmittel wie Kartoffeln, Obst oder Brot gegessen hast, spaltet dein Darm sie in feine Zuckermoleküle auf. Diese Zuckermoleküle schleusen sich in deine Zellen ein und treiben dort deinen Stoffwechsel an.
Das ist prinzipiell sehr positiv! Was aber ist mit ganz normalem Haushaltszucker, also Kristallzucker beziehungsweise weißem Zucker? Treibt der den Blutzuckerspiegel nicht enorm in die Höhe? Dazu folgende Information: Weißer Haushaltszucker (Saccharose) besteht chemisch aus nichts weiter als den beiden

Aus Kohlenhydraten wird Zucker

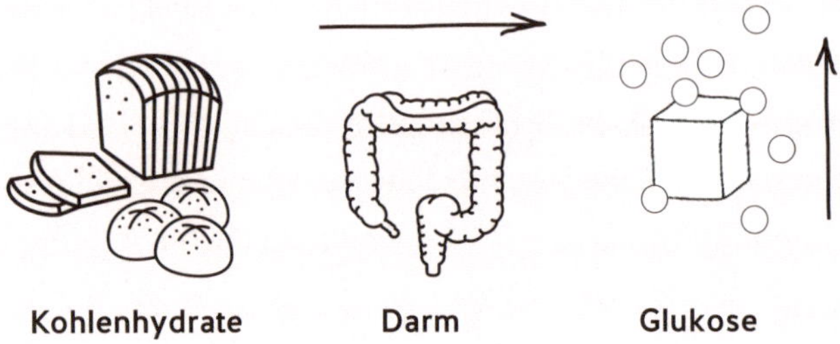

Dein Darm wandelt alle Kohlenhydrate in kleine Zuckermoleküle (Glukose) um und der Blutzuckerspiegel steigt.

Zuckereinheiten Glukose und Fruktose. Ein Brötchen dagegen besteht fast ausschließlich aus Glukosemolekülen! Vergleichen wir die Blutzuckerkurven, so führt das Brötchen eindeutig zu einem höheren Blutzuckeranstieg als der Zucker. Das liegt an der Fruktose im Zucker! Fruchtzucker in Kombination mit Glukose sorgt für einen geringeren Blutzuckeranstieg als reine Glukose. Ein trockenes Brötchen oder Nudeln mit Tomatensauce lassen den Blutzuckerspiegel also stärker ansteigen als Zucker. Die Botschaft ist eindeutig: Du brauchst dich vor weißem Zucker nicht länger in Acht zu nehmen! Wenn du Zucker zusätzlich noch mit anderen Lebensmitteln kombinierst, ist überhaupt nichts gegen ihn einzuwenden! Ich esse zum Beispiel sehr gerne Quark oder griechischen Joghurt mit Obst und etwas Zucker. Dabei handelt es sich um eine tolle Mischung aus Eiweiß (der Quark oder der Joghurt) und Kohlenhydraten (der Zucker und das Obst). Kombinierst du nämlich Kohlenhydrate mit leicht

Zucker versus Kohlenhydrate

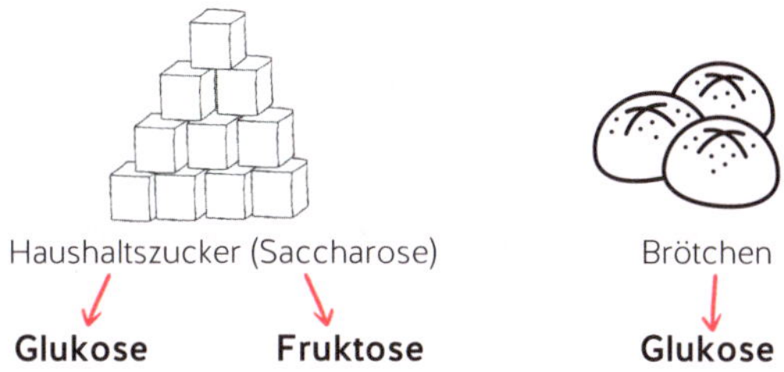

Während ein Brötchen nur Glukose zu bieten hat und den Blutzuckerspiegel stark ansteigen lässt, fällt die Bilanz für den Würfelzucker durch die Fruktose deutlich besser aus.

verdaulichem Eiweiß aus tierischen Lebensmitteln, steigt dein Blutzuckerspiegel nicht so stark an und deine Schilddrüse freut sich über einen gesunden Energieschub!
Nun mal Hand aufs Herz: Wer kennt das nicht? Meist hat es emotionale Gründe, wenn wir zu tief in die Keksdose oder Bonbontüte greifen – um den täglichen Stress zu bewältigen, nach einem Streit mit der besten Freundin oder dem Freund, als Belohnung nach einem anstrengenden Tag oder aus Frust. Wenn es um den Süßhunger geht, habe ich in meinen Beratungen ausgezeichnete Erfahrungen mit Hypnose gemacht. Das Ziel ist es dabei, sich den Zucker nicht mehr zu verbieten und zugleich die emotionalen Gründe, die hinter dem ständigen Griff nach Süßigkeiten stecken, aufzulösen. Ist das gelungen, lässt dieses nagende Verlangen sehr schnell nach und du kannst ohne Probleme nach einem halben Schokoriegel aufhören zu naschen! Du siehst, totaler Verzicht ist gar nicht notwendig!

DENKFEHLER! **Zucker hat ein ziemlich schlechtes Image und wird oft als der »große Bösewicht« dargestellt. Dabei ist es nicht der Zucker an sich, der ungesund ist, sondern viele der Lebensmittel, die Zucker enthalten! Bei Süßigkeiten, die naturgemäß einen hohen Zuckeranteil haben, ist der Zucker häufig noch der gesündeste Inhaltsstoff. Was die industriell hergestellten Süßigkeiten aber so besonders ungesund macht, sind die vielen Aromen und Zusatzstoffe. Sie sind es, die den Körper richtig durcheinanderbringen.**

Doch wie sieht es mit Zuckerersatz beziehungsweise Süßstoffen und Zuckeraustauschstoffen aus? In vielen »zuckerfreien« Lebensmitteln oder Softdrinks werden statt normalem Zucker vermehrt Süßungsmittel wie Acesulfam-K, Aspartam, Erythrit, Saccharin, Stevia oder Xylit eingesetzt. Doch sind Light- oder Zerogetränke wirklich gesünder?
Die Antwort ist NEIN, in keiner Weise. Dein Körper wird bloß auf unschöne und trickreiche Weise getäuscht! Der süße Geschmack auf deiner Zunge gaukelt ihm nämlich vor, dass jetzt gleich Energie kommt, in Form von Kohlenhydraten oder Zucker! Doch dann kommt … NICHTS! Wenn du über Monate oder gar Jahre immer wieder Süßstoffe oder Zuckeraustauschstoffe verzehrst, kann das nicht nur zu Verdauungsproblemen führen, sondern vor allem auch dein Hunger- und Sättigungsgefühl nachhaltig irritieren. Beides brauchst du aber dringend, um zu bemerken, ob dein Blutzucker sinkt und du Nachschub in Form von echten Kohlenhydraten und echtem Zucker brauchst. Die vermeintlich eingesparten Kalorien richten also langfristig viel mehr Schaden an, als sie nützen.

KAFFEE

Jetzt kommen wir endlich zu einem Thema, das vielen meiner Klientinnen auf den Nägeln brennt: Kaffee! Ich werde ganz häufig gefragt, ob Kaffee prometabolisch, also stoffwechselfördernd ist oder ob er der Schilddrüse eher nicht so gewogen ist.
Also mit dem Kaffee ist das so eine Sache. Da bei vielen Menschen, die an einer Schilddrüsenunterfunktion oder Hashimoto leiden, die alleinige Einnahme von L-Thyroxin Symptome wie Müdigkeit und Antriebslosigkeit nicht verscheucht, greifen sie oft auf Kaffee oder koffeinhaltige Tees zurück, um in die Gänge zu kommen. In einer Leistungsgesellschaft wie der unsrigen wird erwartet, dass wir jeden Tag 100 Prozent geben: Unsere To-do-Listen werden immer länger, die Familie verlangt rund um die Uhr Aufmerksamkeit und dann noch regelmäßig Sport treiben oder Kalorien tracken, um nicht noch mehr zuzunehmen … Wer könnte kein Lied davon singen? Müdigkeit hat in einem modernen Leben einfach nichts zu suchen. Dafür haben wir keine Zeit! Immer wieder erfolgt deshalb der Griff zum Kaffee als Retter in der Not!
Ja: Koffein stimuliert dein Nervensystem, hält dich wach und steigert die Konzentration. Falscher Kaffeekonsum jedoch wirkt sich negativ auf die Hormone aus, was besonders bei Schilddrüsenunterfunktion ins Gewicht fällt. Der negative Einfluss von zu viel Koffein zeigt sich dann durch:

- eine vermehrte Ausschüttung von Cortisol, dem Stresshormon der Nebenniere,
- Blutzuckerschwankungen und
- dem Verlust eines natürlichen Gefühls dafür, tatsächlich müde oder wach zu sein.

Kaffee genießen »mit Schilddrüse«

Folgende Maßnahmen verhindern die unerwünschten Nebenwirkungen des Koffeins wie Blutzuckerschwankungen, Ausschüttung von Stresshormonen und die Störung des Schlaf-wach-Rhythmus. Auf die geschilderte Weise genossen, kann sich Kaffee sogar positiv auf deine Schilddrüsengesundheit auswirken!

→ Trinke Kaffee nie auf nüchternen Magen, sondern immer nach einer Mahlzeit, also erst nach dem Frühstück, nach dem Mittagessen oder erst nachdem du ein Stückchen Kuchen gegessen hast.

→ Kombiniere Kaffee immer mit Kohlenhydraten, Eiweiß und/oder Fett (Milch, Zucker/Honig, Kollagen-Eiweiß-Pulver, MCT-Öl und/oder einem Eigelb)

→ Trinke nach 16 Uhr keinen Kaffee mehr!

Diese unerwünschten Nebenwirkungen des Koffeins wirken sich wiederum negativ auf die Schilddrüsengesundheit aus! Manche Schilddrüsenpatientinnen spüren die Kaffeeunverträglichkeit eindeutig körperlich. Sie zittern, bekommen Herzrasen und werden unruhig. Kaffee kann aber auch positiv wirken:

- bei einer Östrogendominanz,
- bei Insulinsensitivität oder
- auf die Lebergesundheit.

Diese Faktoren können wiederum einen positiven Einfluss auf deinen Schilddrüsenhormonstoffwechsel haben und zwar soweit es die Bildung der Schilddrüsenhormone betrifft, ihre Umwandlung in der Leber und ihren Transport zu den Zellen.

WARUM ES FRÜHER KAUM SCHILDDRÜSENPROBLEME GAB

Von Jahr zu Jahr erkranken in Deutschland mehr Menschen an Schilddrüsenstörungen. Inzwischen ist L-Thyroxin, nach Schmerzmitteln, das am häufigsten verschriebene Medikament! Das war nicht immer so und führt zu zwei wichtigen Fragen:

- Wie konnte die Schilddrüsenunterfunktion von einer seltenen Störung zur Volkskrankheit werden?
- Und wieso hatten unsere Großeltern keine Schilddrüsenprobleme?

Wie bereits erwähnt, wird die Entstehung einer Erkrankung ungefähr zu 80 Prozent von unserem Lebensstil und unserer Ernährung beeinflusst (*siehe Seite 137*). Vor diesem Hintergrund lohnt es sich darüber nachzudenken, wie sehr sich unser Leben und unser Essverhalten in den letzten 50 Jahren verändert haben. Wir leben in einer Welt, so scheint es, die permanent Höchstleistung von uns verlangt: Wir müssen uns ständig optimieren, besser werden, schneller reagieren, höher springen … Das macht Stress und kann auch unsere Hormone ganz schön aus dem Gleichgewicht bringen. Während die meisten Frauen bis Mitte des letzten Jahrhunderts vor allem Hausfrau und Mutter waren, jonglieren viele heute mindestens drei Bälle: Familie,

Haushalt und Karriere. Diese Dreifachbelastung lässt den Adrenalinspiegel täglich in ungeahnte Höhen schießen.
Und als ob das nicht schon genug wäre, setzen wir modernen Menschen uns zusätzlich auch noch ständig unter Druck – Stichwort: Selbstoptimierung. Wir gehen nicht einfach spazieren und genießen die Natur, sondern sammeln mit unserer Fitnessuhr Schritte. Wir trinken nicht Kaffee mit Milch und Zucker, sondern bitten um einen »Flat-White mit Hafer-Soja-Milch und zwei Tabs Stevia«. Bestellen wir kein veganes oder wenigstens vegetarisches Gericht, bekommen wir ein schlechtes Gewissen oder fühlen uns zumindest nicht »trendy«.
Während unsere Urgroßeltern vielleicht manchmal sogar froh waren, wenn sie überhaupt etwas Nahrhaftes auf dem Tisch hatten, ist Essen inzwischen zu einer Art Ersatzreligion geworden. Auf Instagram und in anderen Foren diskutieren Menschen verbissen, welcher Ernährungsstil der einzig richtige ist. Neuste Studien und Zahlen werden hin- und herzitiert, statt auf das Bauchgefühl zu hören! Und obwohl viele Menschen heute alle möglichen Trends mit nahezu religiösem Eifer verfolgen, nehmen Nahrungsmittelunverträglichkeiten kontinuierlich zu. Irgendwann, so scheint es, bleibt kaum mehr etwas übrig, das wir noch bedenkenlos essen können. Und der Genuss scheint bei dieser Diskussion komplett auf der Strecke zu bleiben. Viele Menschen beurteilen ihr Essen nicht mehr nach seinem Geschmack, sondern nur noch nach dem Kaloriengehalt oder danach, ob es vegan ist oder nicht. Und dann wundern wir uns, wenn kleine Kinder zwar die Farbe jedes Gummibärchens blind erkennen, aber glauben, dass Kühe lila sind. Kommt bei dir da nicht auch der Wunsch auf, dass essen wieder so wird, wie es früher einmal war?

Wenn wir traditionelle Ernährungsformen, wie sie etwa im indischen Ayurveda oder gemäß der chinesischen Medizin überliefert sind oder auch die traditionelle Ernährung aus unseren Breitengraden einmal genauer analysieren, lassen sich viele Gemeinsamkeiten erkennen. Immer ist das Frühstück ein elementarer, unverzichtbarer Bestandteil der täglichen Ernährung! Ich selbst lernte das schon als Schulkind: Ohne Frühstück ist bei uns in der Familie niemand aus dem Haus gegangen. Das hatten meine Eltern so von ihren Eltern übernommen. Auch im Ayurveda ist das Frühstück eine wichtige warme Mahlzeit, die Körper und Geist nähren, aber nicht zu schwer im Magen liegen soll. Und was machen viele von uns heutzutage: Verlassen am Morgen mit leerem Magen das Haus, mit den Gedanken schon beim ersten Meeting … Das kann der Schilddrüse nicht gefallen.

WIE ES MIR GING

Meine kulinarischen Abenteuer in Taiwan

Als ich Ernährungswissenschaften studierte, hatte ich das große Glück ein Stipendium am Institute of Food Science von Taiwan zu ergattern. In den acht höchst interessanten Wochen, die ich dort verbringen durfte, konnte ich mich nicht nur fachlich weiterbilden, sondern bekam auch spannende Einblicke in die Kulinarik des Landes. Taiwan lebt den totalen technologischen Fortschritt, pflegt aber eine ausgesprochen traditionelle Esskultur, in die meine beiden taiwanesischen Zimmerkolleginnen mich mit Begeisterung einführten. Wir besuchten viele Lebensmittelmärkte und so machte ich Bekanntschaft mit Froscheiern, gedämpften Hühnerfüßen, Austern-Omeletts und vielen anderen »Delikatessen«, die mich anfangs, um es milde auszudrücken, verwunderten und manchmal sogar abstießen. Meine Roommates bestanden bei jedem morgendlichen Marktbesuch auf einem warmen Frühstück! So kostete ich mich tapfer durch alle möglichen Innereien, Insekten und andere mir unbekannte Substanzen und Geschmäcker – und war am Ende meines Aufenthalts zu einem wahren Fan der traditionellen taiwanesischen Kochkunst geworden. Doch mir war auch klar geworden, dass ich nicht in ferne Länder reisen muss, um mich an traditionellen Kochstilen zu erfreuen. Ich musste mir nur meine Oma zum Vorbild nehmen und die genialen, bodenständigen Gerichte, die sie zubereitete. Ihr Spezialrezept war die von uns Enkeln heiß geliebte Markklößchensuppe. Diese herrlich warme und würzige Suppe gab es immer zu Ostern. Oma verbrachte viele Stunden in ihrer Küche, um die Markklößchen zu rollen. Für jeden gab es pro Teller vier Stück – wie gerne hätte ich noch mehr davon verspeist!

Betrachtet man traditionelle Ernährungsweisen in westlichen Ländern genauer, so finden sich viele schilddrüsenfreundliche Gerichte, die erklären, warum zu Zeiten der Großeltern Hashimoto praktisch unbekannt war! Oma und Opa lebten nicht vegan, aßen aber auch nicht nur das Filet vom Rind. Vielmehr praktizierten sie die heute wieder moderne Ernährungsform des »nose to tail« (*siehe Seite 172*). Daraus sind viele köstliche Rezepte hervorgegangen wie Kalbsleber mit Roter Bete, Markklößchensuppe oder Hühnersuppe mit Knochenbrühe, die leider kaum noch jemand kochen kann. Dabei handelt es sich um wahre Wundergerichte für unsere Schilddrüse! Leber ist eines der nährstoffreichsten Lebensmittel, die es gibt, und eine althergebrachte, lange gekochte Hühnersuppe hilft nicht nur gegen Erkältung, sondern ist auch ein echtes Superfood für unse-

re Schilddrüse. Mit den in dieser Kraftsuppe enthaltenen Mineralstoffen und entzündungshemmenden Aminosäuren kann kein grüner Smoothie mithalten!
Oder betrachten wir einen über lange Zeit und behutsam geschmorten Rindereintopf mit Kartoffeln einmal genauer. Um wie viel bekömmlicher ist dieses Gericht im Vergleich zu rohem Gemüse, das wir zudem noch in Saftform pressen und über den Tag verteilt trinken … Die traditionelle Küche von früher zeichnet sich tatsächlich durch besonders gut verdauliche und damit darmfreundliche Konsistenzen und Garmethoden aus! Leider haben viele jüngere Menschen nie erfahren, wie bekömmlich solche Gerichte sind!

MILCH UND EIER

Heute stapeln sich in vielen Vorratsschränken Tetra-Packs mit totgekochter H-Milch oder Haferdrinks. Früher gingen meine Großeltern zum Bauern im Dorf und holten frische Milch. Natürlich war die nicht so lange haltbar, aber dafür prall gefüllt mit Vitaminen und Mineralstoffen. Viele Menschen, die unter Milchunverträglichkeit, Laktoseintoleranz und Milcheiweißunverträglichkeit leiden, können Rohmilch, direkt vom Bauern, super vertragen, bekommen von H-Milch aus dem Supermarkt aber Verdauungsprobleme. Die Unverträglichkeit kommt daher, dass Enzyme, die bei der Verdauung helfen, in der H-Milch während ihrer Herstellung zerstört wurden.
Genauso sieht es bei Eiern aus! Meine Oma hat ihren Kindern Klimper-Eier serviert. Das waren rohe Hühnereier, aufgeschlagen in einer Tasse – ein absolutes Nährstoffwunder.
Heute werden, aus Angst vor Salmonellen oder Ähnlichem, die Eier leider oft nur noch gekocht gegessen. Dabei würden viele

Nährstoffwunder Hühnerei

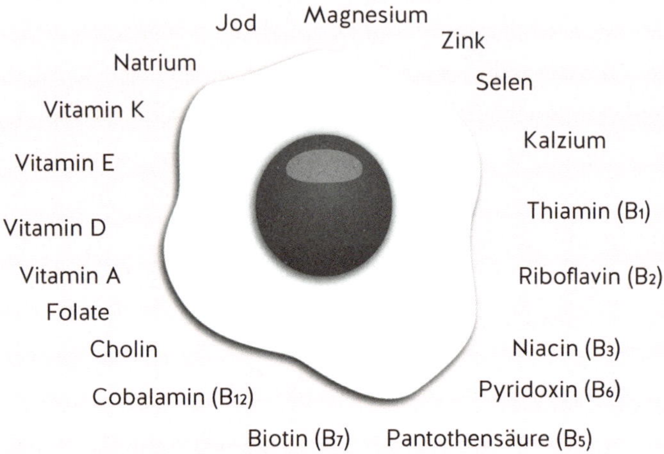

Ein Hühnerei enthält so viele Nährstoffe wie kaum ein anderes Lebensmittel.

Menschen ein weiches Ei viel besser vertragen als ein hart gekochtes. Alleine die Art und Weise, wie ein Lebensmittel zubereitet wird, verändert seine Auswirkung auf den Blutzuckerspiegel, und auch die Aufnahme im Darm wird davon beeinflusst. Wenn es also um Eier geht, kommt es darauf an, dass du herausfindest, welche Art ihrer Zubereitung für dich am bekömmlichsten ist. Denn die hochwertigsten und nährstoffreichsten Lebensmittel nützen dir nichts, wenn dein Darm die Nährstoffe nicht aufnehmen kann, und dann leidet wieder einmal – du ahnst es bereits – die Schilddrüse!

Der Organismus vieler Frauen mit Schilddrüsenunterfunktion produziert zudem weniger Verdauungsenzyme, sodass sehr komplexe Nahrungsmittel wie Vollkornbrot oder Hülsenfrüchte im Darm nicht gut aufgespaltet werden können. Dann kann es dort zu Gärungsprozessen und Entzündungen kommen (*siehe Seite 181*), was wiederum dazu führt, dass noch weniger Nährstoffe für die Schilddrüse aufgenommen werden können. Deshalb ist es, vor allem während des Heilungsprozesses, also in der Anfangsphase des Pro Metabolic Eating, so wichtig, leichtverdauliche und darmfreundliche Lebensmittel zu essen.

SO GEHT DARMFREUNDLICHE ERNÄHRUNG

Ich bin kein großer Fan von Darm-Detox-Kuren, Flohsamenschalen, Probiotika oder Ähnlichem. Von viel größerer Bedeutung für deinen Darm ist die Auswahl der Lebensmittel, die du täglich zu dir nimmst, unter dem Gesichtspunkt, ob du sie tatsächlich gut verdauen kannst. Übrigens: Wenn sich der Darm und die Schilddrüse wieder erholt haben, entwickeln sich auch Nahrungsmittelunverträglichkeiten gegenüber Gluten, Laktose, Histamin und so weiter allmählich zurück oder können sogar gänzlich verschwinden.

Wenn wir mal einen neugierigen Blick auf die Rezepturen von Saucen, Pasteten und Desserts werfen, so wie sie von Spitzenköchen zubereitet werden, lässt sich Folgendes feststellen:

- Fast alle dunklen Saucen werden mit Fonds gekocht (das heißt, lange ausgekochte Knochen oder andere Reste vom Fisch oder Tier).
- Die echte, klassische Sauce hollandaise wird aus Butter, rohem Eigelb und Zitronensaft zubereitet (im Gegen-

satz zur Fertigsaucen, die minderwertige Fette wie Rapsöl oder Sonnenblumenöl, sowie diverse künstliche Zusatzstoffe enthalten).

- Leberpastete oder andere Pasteten enthalten Fleisch, Wild, Geflügel, Innereien oder Fisch und als Umhüllung Gelatine oder Speck.
- Viele Desserts werden mit rohen Eiern zubereitet, wie Mousse au Chocolat, Parfait, Tiramisu, Vanilleeis und Vanillesauce sowie Zabaione.

Unterstütze deine Verdauung

→ Schwer verdauliches Gemüse wie etwa Spinat oder Mangold vor dem Genuss immer kochen oder garen.

→ Tierische Lebensmittel sind roh beziehungsweise nicht vollständig gegart meist besser verträglich, etwa in Form eines weich gekochten Eis oder von Sushi.

→ Wie achtsam und intuitiv nimmst du Nahrung zu dir? Isst du, während du Fernsehen schaust oder im Smartphone rumscrollst? Dann bist nicht nur du total abgelenkt, sondern auch dein Verdauungssystem ist es. Wie soll es auf diese Weise erkennen, dass es Verdauungsenzyme ausschütten muss?

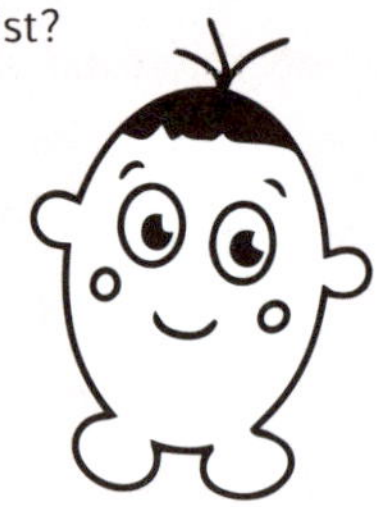

Falls dir jetzt das Wasser im Mund zusammengelaufen ist: Das war das Ziel! Schilddrüsenfreundliches Essen und Pro Metabolic Eating sind beides: wohlschmeckend und zugleich nährstoffreich! Das macht diese Methode so erfolgreich. Du kannst dich dein ganzes Leben lang auf diese Weise ernähren und dein Wunschgewicht halten. Schluss mit der endlosen Aneinanderreihung von Diäten! Klar, nimmst du bei einer Diät kurzfristig immer etwas ab, doch der Jo-Jo-Effekt wird sich jedes Mal aufs Neue einstellen. Frust und tiefe Enttäuschung mit inbegriffen. Und auch deine Müdigkeit wird wieder zurückkehren. Ganz anders ist das bei Pro Metabolic Eating. Damit es aber auch tatsächlich funktioniert, gilt es, deinen Körper ganzheitlich zu betrachten und einige Dinge zu beachten!

JOD ALLEINE IST KEINE LÖSUNG – DREI SCHRITTE DER SCHILDDRÜSENAKTIVIERUNG

Im ersten Kapitel habe ich dir das Drei-Schritte-Schilddrüsen-Aktivierungssystem vorgestellt (*siehe Seite 18–19*). Es macht deutlich, warum die alleinige Gabe von L-Thyroxin meist keine Besserung der Symptome bewirkt. Du kommst nicht weit, wenn du deine Schilddrüsengesundheit nicht ganzheitlich betrachtest, inklusive aller Organe, die in die Hormonproduktion involviert sind, wie die Leber, den Darm und die Zellen. Konzentrierst du dich nur auf einen bestimmten Bereich oder Aspekt, zum Beispiel ob der Schilddrüse genügend Jod als Baustoff zur Verfügung steht, kannst du nur ein kleines Puzzleteilchen erkennen, nicht aber das ganze Bild. Doch nur wenn du das große Ganze siehst, kannst du der Komplexität der Schilddrüse und ihrer Bedeutung für deine Gesundheit gerecht werden.

Betrachten wir also Schritt für Schritt, welchen Weg deine Schilddrüsenhormone von ihrer Entstehung bis zu dem Zeitpunkt, wo sie glücklich in den Zellen ankommen, zurücklegen und was dein Körper braucht, damit alle Puzzleteile perfekt ineinandergreifen.

SCHRITT 1: BILDUNG DER SCHILDDRÜSENHORMONE

Dieser Prozess findet in den kleinen Drüsenzellen der Schilddrüse statt. Deine Schilddrüse produziert hier vor allem das Hormon Thyroxin (T4), das inaktive Schilddrüsenhormon. Dazu braucht deine Schilddrüse Nährstoffe wie Jod und Eiweiß. Jod ist also ein wichtiger Baustein der Schilddrüsenhormone.

- Das Schilddrüsenhormon Thyroxin (T4) auch Tetrajodthyronin genannt, besteht aus der Aminosäure Tyrosin und vier Jodatomen.
- Das aktive Schilddrüsenhormon Trijodthyronin (T3) besteht ebenfalls aus der Aminosäure Tyrosin jedoch nur drei Jodatomen.

Im Körper wird das inaktive Hormon Thyroxin (T4) in das aktive Schilddrüsenhormon Trijodthyronin (T3) umgewandelt indem von T4 – durch Enzyme – ein Jodatom abgespalten wird. Die beiden Schilddrüsenhormone unterscheiden sich also lediglich durch ein Jodatom.
Du versorgst deinen Körper über deine Nahrung mit Jod. Das Spurenelement ist ein natürlicher Bestandteil vieler Lebensmittel. Vor allem Meeresfrüchte enthalten mehr als 100 Mikrogramm Jod pro 100 Gramm, wie etwa Hummer, Jakobsmu-

Jod als Baustein der Schilddrüsenhormone

Tetrajodthyronin (T4) **Trijodthyronin (T3)**

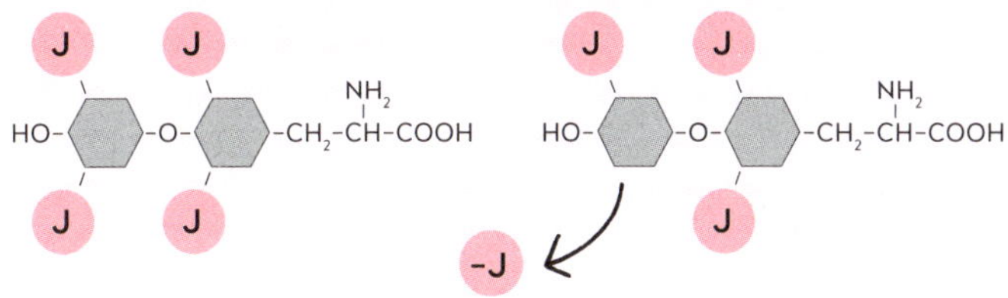

Jetzt weißt du, wofür die Ziffern 4 und 3 neben dem Buchstaben T jeweils stehen: für die Anzahl der Jodatome.

scheln, Kabeljau, Krabben, Meeresalgen, Miesmuscheln und Shrimps. Aber es muss nicht immer Fisch sein, auch in Eiern, Fleisch, Kartoffeln und Milch finden sich gesunde Mengen an natürlichem Jod.

Jodmangel

Wird dein Körper nicht aus der Nahrung mit Jod versorgt und sind auch seine Jodreserven erschöpft, können in der Schilddrüse keine Schilddrüsenhormone gebildet werden. Lange Zeit galt Jodmangel als Ursache Nummer eins von Kropf- oder Strumaerkrankungen, also einer Vergrößerung des Schilddrüsengewebes. Tatsächlich ist es aber so, dass es viele Ursachen für eine Vergrößerung der Schilddrüse und für die Schilddrüsenunterfunktion geben kann, unter anderem auch eine zu hohe Jodzufuhr, ein Überschuss an Östrogenen im Verhältnis zum Progesteron und vieles mehr (*siehe Seite 77–79*).

Viel hilft nicht viel

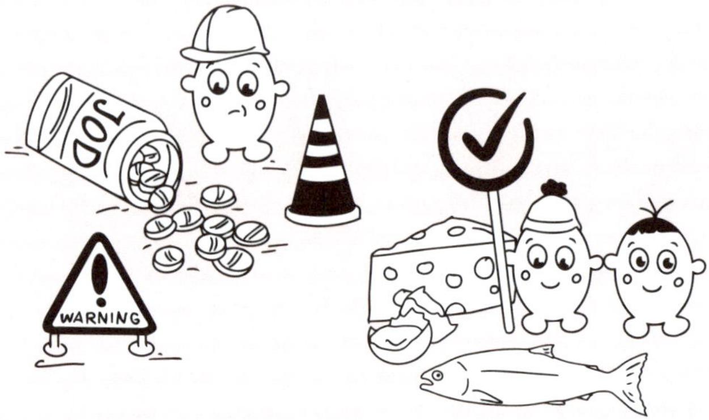

Mit Jodtabletten alleine kannst du die Produktion von Schilddrüsenhormonen nicht steigern. Erstens bevorzugt deine Schilddrüse Jod aus natürlichen Quellen und zweitens bildet sie nur Hormone, wenn sie die entsprechenden Signale dafür empfängt.

Wäre es nicht wunderbar, wenn man zur Heilung der Schilddrüse einfach nur Jodtabletten einnehmen müsste! Leider ist das nicht so einfach, denn Jod ist nur ein wesentlicher Baustein der Schilddrüsenhormone. Wenn die Schilddrüse aufgrund eines Alarms im Körper den Auftrag bekommt, den Stoffwechsel zu drosseln, dann werden – egal, wie viel Jod vorhanden ist – sofort weniger Schilddrüsenhormone produziert.

SCHRITT 2: AKTIVIERUNG DER SCHILDDRÜSENHORMONE

Mit dem Schilddrüsenhormon Thyroxin alleine kann dein Körper leider noch nicht viel anfangen. Es handelt sich im Prinzip erst um eine Vorstufe. Man könnte auch sagen: Es ist noch nicht

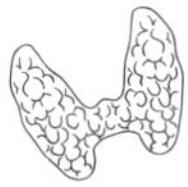

DAS MEINT DIE SCHILDDRÜSE!

Ich bin dir sehr dankbar, wenn du dafür sorgst, dass ich genügend Baumaterial in Form von Jod für meine Hormonproduktion bekomme. Aber bitte, bitte übertreibe es nicht! Du musst keine hochkonzentrierten Jodtabletten einnehmen! Ich mag die Nährstoffe aus echten Lebensmitteln viel lieber. Ihnen entnehme ich genau die Menge an Jod, die ich brauche und zwar exakt zu dem Zeitpunkt, an dem ich sie brauche. Wenn du mir aber das »Lager« mit Jod vollstellst, habe ich keine Luft mehr zum Atmen. Die Tatsache, dass viele Baustoffe da sind, bedeutet nicht, dass ich mehr Hormone produziere. Ich tue das nur im Bedarfsfall. Der tritt ein, wenn ich den Stoffwechsel wirklich antreiben will und nachdem ich die dafür notwendigen Signale und Sicherheiten empfangen habe. Und diese Entscheidung treffe ich ganz alleine, weil es meine Aufgabe ist!

fertig. Erst mit der Umwandlung des inaktiven Thyroxin (T4) in das aktive Schilddrüsenhormon Trijodthyronin (T3) passieren magische Dinge in deinem Körper!
Dieser wichtige Schritt der Hormonaktivierung findet vor allem in deiner Leber und in deinem Darm statt. Deshalb handelt es sich bei einer prometabolischen Ernährung auch immer um eine Ernährungsform, die deinen Darm und deine Leber stärkt.

Leberfreundlich

Und jetzt schließt sich der Kreis, denn was braucht deine Leber, um richtig gut arbeiten zu können? Nein, ganz sicher keine Detox-Fastenkur, sondern: YES! Kohlenhydrate, denn nur mit einem gut gefüllten Speicher aus Kohlenhydraten (Glykogenspeicher) kann sie ihre Arbeit verlässlich und stressfrei verrichten! Damit dein Blutzuckerspiegel nicht in unendliche Höhen steigt, ist es wichtig, dass du nicht nur glukosereiche Lebensmittel isst, die viel Stärke enthalten wie Brötchen oder Nudeln. Viel besser sind fruktosereiche Lebensmittel wie Obst (ich persönlich liebe ja Orangensaft), die du dann mit einer Eiweißquelle kombinierst – das könnte zum Beispiel Käse sein oder ein Kollagen-Eiweiß-Pulver.

Tipp: Orangensaft enthält übrigens noch einen tollen Inhaltsstoff namens Naringenin, der wunderbar entzündungshemmend wirkt und ihn damit zum absoluten Superfood für deine Schilddrüsengesundheit macht. Frisch gepresst ist natürlich am besten, aber auch ein Direktsaft enthält Naringenin.

Darmgesund

Und wie kannst du deinen Darm bei der Umwandlung der Schilddrüsenhormone unterstützen? Frag deine Oma! Auch wenn sich seit ihrer Jugend vieles verändert hat, und es beispielsweise vor 50 Jahren noch keine Smartphones gab, der menschliche Darm funktioniert seit Tausenden von Jahren unverändert gleich. Deshalb liebt dein Darm eine bekömmliche, traditionelle Ernährung, wie sie vor dem Siegeszug von Fastfood und Co. in nahezu jeder Familie zubereitet wurde: Hühnerbrühe, lang geschmorte Eintöpfe, viel Butter, Käse und Milch. Köstlich, nicht wahr?

In Butter oder Käse wie dem Emmentaler sind viele wertvolle kurzkettige Fettsäuren wie Buttersäure enthalten. Sie stärken die Barrierefunktion deiner Darmwand und fördern die Umwandlung von Thyroxin in das aktive Schilddrüsenhormon Trijodthyronin. In einer lang gekochten Hühnerbrühe ist viel wertvolles Glycin enthalten. Diese Aminosäure ist ein wichtiger Knotenpunkt im Stoffwechsel, tut deinen Darmwänden ebenfalls gut und trägt außerdem dazu bei, Entzündungen im Darm zu lindern. Derart gestärkt kann der Darm nicht nur Schilddrüsenhormone umwandeln, sondern auch Nährstoffe aus der Nahrung viel besser aufnehmen, die dein Körper wieder für Schritt 1 und Schritt 3 braucht.

Keine Ablenkung beim Essen

Einen Spruch meines Hochschullehrers für Ernährungspsychologie, Professor Christoph Klotter, werde ich nie vergessen: »Handy am Esstisch macht dick!« Dieser Satz ist so verblüffend wie wahr.

Du kennst das vielleicht: Während du am Schreibtisch sitzt und arbeitest, isst du gleichzeitig ein Sandwich. Oder du schielst beim Abendessen nebenbei aufs Smartphone, liest eine Zeitschrift oder schaust Netflix. Ich weiß, das alles ist verlockend – und echtes Multitasking –, aber es schadet deiner Verdauung und deiner Darmgesundheit in hohem Maße – und es macht dick! Denn wenn dein Gehirn beim Essen abgelenkt ist, registriert es nicht, dass du gerade isst, sodass auch dein Körper nicht Bescheid weiß und sich nicht entsprechend auf die Nahrungsaufnahme einstellen kann.

Die Folge ist, dass du keine Sättigung verspürst und viel mehr isst, als dein Körper braucht. Gleichzeitig werden weniger Verdauungssäfte ausgeschüttet – und davon haben Menschen mit Schilddrüsenunterfunktion sowieso schon zu wenig! Die in den Verdauungssäften enthaltenen wertvollen Enzyme spalten nicht nur die Nahrung auf, sondern sind auch an der Umwandlung von T4 in das aktive Schilddrüsenhormon T3 beteiligt. Das macht deutlich, wie stark Darm und Schilddrüse zusammenhängen. Pro Metabolic Eating bedeutet also auch, jeden Tag so zu essen, dass deine Leber und dein Darm optimal funktionieren können.

SCHRITT 3: TRANSPORT DER SCHILDDRÜSENHORMONE AN IHRE ZIELORTE

Deine Schilddrüsenhormone wurden in deinem Darm und deiner Leber fleißig aktiviert und wollen jetzt richtig Action machen und in deinen Zellen Energie produzieren. Doch wie kommen sie eigentlich an ihre Zielorte?

Das ist eine sehr gute Frage. Gehen wir für ihre Beantwortung zunächst noch einmal einen Schritt zurück: Um von der Schilddrüse aus zur Leber und in den Darm zu gelangen, haben die noch inaktiven Schilddrüsenhormone Thyroxin (T4) »Hormontransporter« bestiegen, die du dir wie innerkörperliche Taxis vorstellen kannst. Bei diesen Taxis handelt es sich um Proteine, an die sie bequem andocken können. Mit diesen Vehikeln werden sie über die Blutbahnen bis zu ihren Zielorten in der Leber und im Darm transportiert, wo sie zu Trijodthyronin (T3) umgebaut werden (*siehe* Schritt 2). Für die aktiven Schilddrüsenhormone (T3) geht die Reise zu ihren jeweiligen Zielzellen jetzt mit anderen Transportproteinen weiter. Nur mit den entsprechenden Transportproteinen können die aktiven Hormone die Zellmembranen ihrer Zielzellen durchqueren und in ihr Inneres gelangen. Inzwischen sind etwa 25 Schilddrüsenhormontransporter bekannt. Nur ein ganz winziger Teil der aktiven Schilddrüsenhormone (etwa 0,3 Prozent) zirkuliert frei im Blut.

Für diesen Transport im Blut und in die Zelle brauchen die Schilddrüsentransportproteine und ihre Helfer an der Zellmembran viel »Treibstoff«, der in ihrem Fall natürlich aus Nährstoffen besteht.

Die besten Nährstoffe für den Transport

Oft werde ich gefragt, welche Nahrungsergänzungsmittel ich für die Schilddrüse empfehlen könnte. Der Wunsch, Nährstoffe aus solchen Mitteln zu beziehen, ist nachvollziehbar, weil man auf diese Weise genau weiß, welche Menge an Nährstoff XY man einnimmt. So können Nahrungsergänzungsmittel zwar einen tollen Zusatznutzen bringen, aber, wie der Name schon sagt, sind sie immer nur eine Ergänzung. Sie sind quasi das Sahnehäubchen, wenn sonst mit der Ernährung schon alles passt.
Deshalb ist es gerade bei einer Schilddrüsenunterfunktion, aber auch sonst, so wichtig, den Fokus auf die echten Lebensmittel zu lenken, die du täglich zu dir nimmst. Sind diese nährstoffreich und können gut vom Darm aufgenommen werden, dann ist deine Schilddrüse schon mehr als glücklich.
Fünf besonders nährstoffreiche Lebensmittel für deinen Schilddrüsenstoffwechsel sind beispielsweise Hühnereier, Knochenbrühe, Mangos, Milch und Wurzelgemüse.
Und an dieser Stelle noch folgender Hinweis: Es ist natürlich nicht egal, welche Milch oder welche Mango du kaufst. Tatsächlich spielt nicht nur die Art der Lebensmittel eine Rolle, sondern auch die Art und Weise ihrer Herstellung und Verarbeitung. Als Ernährungswissenschaftlerin und Lebensmitteltechnologin weiß ich, dass ein und dasselbe Lebensmittel, je nachdem wie es verarbeitet wurde, ganz unterschiedliche Nährstoffmengen aufweisen kann. So enthält beispielsweise eine ultrahocherhitzte H-Milch bis zu 70 Prozent weniger Vitamine als eine Rohmilch beziehungsweise Vorzugsmilch.

Mach den Lebensmittel-Check

Die im Folgenden aufgeführten Kriterien helfen dir herauszufinden welche Lebensmittel deine Schilddrüsengesundheit unterstützen.

REIFE DES LEBENSMITTELS
Vor allem Obst sollte zum Zeitpunkt des Verzehrs wirklich reif sein.

VERARBEITUNGSGRAD
Speziell bei tierischen Lebensmitteln gilt: Je weniger diese erhitzt wurden, desto mehr wertvolle Nährstoffe enthalten sie.

QUALITÄT
Heumilch hat eine bessere Nährstoffzusammensetzung als konventionelle Silagemilch von Kühen, die mit Getreide gefüttert wurden.

ANBAU DER LEBENSMITTEL
Frage dich, wie nährstoffreich der Boden ist, auf dem das Gemüse wächst? Wenn in der Erde keine Mineralstoffe vorhanden sind, so kann das Gemüse auch keine über die Wurzeln aufnehmen.

Sobald deine Schilddrüsenhormone in deinen Zellen eintreffen, kann Energie produziert werden. Dann kommt es zu diesem magischen Prozess, in dem aus Nährstoffen Wärme und Energie wird! Alle Stoffwechselvorgänge laufen jetzt einwandfrei. Und sofern das so bleibt, werden die Symptome deiner Schilddrüsenunterfunktion verschwinden – weil deine Schilddrüse wieder funktioniert! Das geschieht, wenn du auf eine stoffwechselförderliche Ernährungsweise umsteigst! Pro Metabolic Eating ist einfach und schmeckt!

- Bevorzuge leicht verdauliche Kohlenhydrate, Proteine und Fette (darmfreundliche Lebensmittel, einfache Kohlenhydrate statt Vollkorn oder Salat, tierische, leicht verdauliche Proteine statt Hülsenfrüchte).
- Sorge für ein ausgeglichenes Verhältnis der Makronährstoffe (Kohlenhydrate, Proteine, Fette) statt dich Low-Carb, Low-Fat oder Low-Irgendwas zu ernähren.
- Bevorzuge gekochtes, warmes Essen (Eintöpfe, Hühnerbrühe, eingekochtes Obst, warmes Frühstück).
- Esse regelmäßig (stabilisiert den Blutzucker), statt zu fasten, was besonders bei Frauen die (Stoffwechsel-)Hormone durcheinanderbringt.
- Baue nährstoffreiche Lebensmittel (wie Leber und Eigelb) in deinen Speiseplan ein. Diese sind nachgewiesenermaßen deutlich nährstoffreicher als Salate, Rohkostgemüse und grüne Smoothies.

Eine schilddrüsenfreundliche Ernährung besteht also nicht daraus, dem Körper einfach »mehr Jod« zuzuführen, sondern bedarf der Gesamtheit verschiedener, wertvoller Nährstoffe. Doch selbst wenn du deinem Körper sämtliche Nährstoffe und Baustoffe lieferst, die für deine Schilddrüse und deinen Darm essenziell sind, werden nur dann Schilddrüsenhormone gebildet, umgewandelt und transportiert, wenn dein Körper »in Sicherheit« ist. Und diese Sicherheit entsteht unter anderem auch durch deine Gedanken! An dieser Stelle spielt wieder einmal dein Gehirn und im Speziellen die Psyche eine wichtige Rolle, denn beide senden regelmäßig Signale an die Schilddrüse und zu allen anderen Organen. Jeder deiner Gedanken, kann deine Heilung entweder beschleunigen oder verlangsamen. Also: Glaub an dich und daran, dass auch du es schaffen kannst!

AUF DEN (SCHILDDRÜSEN)PUNKT GEBRACHT

→ Pro Metabolic Eating ist keine Diät, sondern umfasst alle Themen rund ums Essen, die für deinen Stoffwechsel förderlich sind.

→ Viele Frauen haben eine jahrelange Mangelernährung hinter sich, durch Diäten, Intervallfasten, kohlenhydratreduzierte oder vegane Ernährung oder weil sie sich dem Clean Eating verschrieben haben. Die Folgen: Ihr Stoffwechsel und ihre Schilddrüsen sind mehr als geschwächt.

→ Die Schilddrüse liebt stabile Blutzuckerwerte und ist auf die Versorgung mit allen Makronährstoffen wie Kohlenhydrate, Proteine und Fette angewiesen.

→ Willst du nicht nur gute Blutwerte erzielen, sondern auch die Symptome deiner Schilddrüsenunterfunktion loswerden, gehören, neben einer schilddrüsenfreundlichen Ernährung, immer auch darm- und leberfreundliche Nahrungsmittel dazu.

→ Wenn du zur traditionellen Ernährung deiner Großeltern zurückkehrst, freut sich nicht nur dein Darm, sondern auch jede einzelne deiner Zellen, weil sie jetzt perfekt mit allen Nährstoffen versorgt werden, die sie brauchen:
Du fühlst dich fitter und dein Stoffwechsel kann endlich wieder auf Hochtouren laufen!

Pro Metabolic Lifestyle – Leben »mit Schilddrüse«

Wenn du mit deinen neuen Ernährungsgewohnheiten beginnst, dann ist das Wichtigste dabei, dass du die ganze Sache Schritt für Schritt angehst und vor allem ohne Druck! Lass dich während deiner Heilreise nicht stressen.

DIE SCHILDDRÜSE STÄRKEN DURCH GESUNDE LEBENSGEWOHNHEITEN

Ein stoffwechselfreundlicher Lebensstil, wir nennen ihn im Schilddrüsen-Coaching Pro Metabolic Lifestyle, ist für eine starke, gesunde Schilddrüse und einen funktionierenden Stoffwechsel ebenfalls von ganz besonders großer Bedeutung. Mit Lebensstil meine ich deine Routinen im Alltag, also all das, was du Tag für Tag immer wieder tust: die Art und Weise, wie du deinen Tag beginnst, deinen Weg zur Arbeit, den Ablauf deines Arbeitstages, deine aktiven Pausen wie beispielsweise Spaziergänge, wie du Sport treibst, wie du mit Stress umgehst und vor allem auch deine Schlafroutine und wie du schläfst! Denn jede Tätigkeit, die du ausübst und vor allem, wie du diese verrichtest – in Gelassenheit oder im galoppierenden Stress –, definiert deinen Lebensstil, beeinflusst deine körperliche Gesundheit und, wie du dir sicherlich denken kannst, natürlich auch deine Schilddrüse!

DIE SACHE MIT DEM LICHT

Jetzt erfährst du, warum Sonnencremes, Handylicht und Melatoninsprays deine Schilddrüse irritieren. Wer mir bei Instagram folgt, weiß, wie sehr ich es liebe, in der Sonne zu sein, auch, damit meine Schilddrüse weiter kräftig Fahrt aufnimmt! Meine Follower und ich haben unter den Hashtags #sonnetanken und #schilddrüsenempowerment eine sehr aktive Bewegung ins Leben gerufen! Jeden Tag verlinken sich Frauen aus ganz Deutschland und auch aus anderen Ländern und posten ihre Bilder und Storys davon, wie sie Sonne für ihre Schilddrüse tanken! Sorge auch du für maximale Sonnenlichteinwirkung in deinem Alltag! Denn die Schilddrüse ist ein besonders lichtempfindliches Organ. Sie reagiert auf Licht und braucht vor allem eines: viel Sonnenlicht! Wenn du den überwiegenden Teil des Tages in Innenräumen verbringst, dann weiß deine Schilddrüse nicht, wann Tag ist und wann Nacht. Sie braucht aber genau diese Signale, um erkennen zu können, ob es Zeit ist den Stoffwechsel hochzuschrauben beziehungsweise wann er wieder runtergefahren werden müsste.

Natürlich kann man seinen Körper auch mit Vitamin D3 in Form von Tabletten oder Tropfen versorgen. Doch ist das sinnvoll? Epidemiologische Studien haben gezeigt, dass Menschen mit einem hohem Vitamin-D3-Spiegel ein deutlich geringeres Risiko haben an Krebs, Herz-Kreislauf-Problemen, Demenz und Hormonstörungen zu erkranken. Das bezieht sich allerdings auf Menschen, die NATÜRLICHE Vitamin-D3-Spitzenwerte aufweisen, die sich also entweder oft in der Sonne aufhalten oder reichlich Lebensmittel essen, die zu den Vitamin-D3-Lieferanten gehören. Vitamin D3 als Nahrungsergänzungsmittel eingenommen hat keinesfalls dieselbe Wirkung. Das liegt daran, dass die Version, die wir als Vitamin-D3-Tropfen einnehmen (Cholecalciferol), nicht dem Cholecalciferolsulfat entspricht, das in der Haut gebildet wird – und vor allem nicht dem aktiven Vitamin D3, dem Calcitriol. Bei der Synthese von Vitamin D3 über die Haut, handelt es sich um einen komplexen Prozess, an dem nicht nur deine Hautzellen, sondern auch die Nieren, die Leber und andere Organe beteiligt sind. Auch deshalb kann aktives Vitamin D3 nicht so ohne Weiteres substituiert werden.

Oft wird behauptet, dass wir in Mitteleuropa auf natürliche Weise ja gar nicht genug Vitamin D3 bilden können, da wir in den langen Wintermonaten zu wenig Sonne abbekommen und deshalb Präparate einnehmen sollten. Interessanterweise kennen die Inuit keinerlei Vitamin-D3-Mangel, obwohl sie noch weiter nördlich vom Äquator leben als wir. Woher bekommen sie also ihr Vitamin D3? Ganz klar: Sie essen viel Seefisch, rotes Fleisch und Innereien. Doch auch ein Blick 50 Jahre zurück in die Vergangenheit ist aufschlussreich: Omas traditionelle Küche war eindeutig schilddrüsenfreundlich.

Vitamin D3 hat in zahlreichen wissenschaftlichen Studien zwar eine immunmodulierende Wirkung gezeigt und kann Antikörper senken, wie Omega-3-Präparate übrigens auch. Auf die wichtigen aktiven Schilddrüsenhormone wie Trijodthyronin (T3) haben beide jedoch keinerlei Einfluss. Außerdem willst du ja dein Immunsystem (die fleißigen »Feuerwehrmänner« von *Seite 47*) nicht unterdrücken, sondern die wahre Ursache für deine Schilddrüsenstörung aufspüren und beseitigen! Aus diesem Grund empfehle ich meinen Coaching-Klientinnen auf die Einnahme von Vitamin-D3- und von Omega-3-Präparaten zu verzichten, da sie der Schilddrüsenfunktion mehr schaden können, als sie nützen.

Doch Sonnenlicht vermag noch viel, viel mehr für deine Gesundheit zu tun, als nur die Vitamin-D3-Bildung anzuregen. Die Natur zeigt es uns auf magische Weise! Nahezu alle Pflanzen benötigen Sonnenlicht als Quelle des Lebens. Sie produzieren aus Sonnenlicht Energie! Und auch wir Menschen brauchen natürliches Sonnenlicht, denn es verbessert unser Immunsystem und stimuliert unseren Stoffwechsel auf Zellebene. Sonnenlicht ist also absolut prometabolisch!

Deshalb mein dringender Appell an alle Menschen, die Probleme mit der Schilddrüse haben: Geht eurer Schilddrüse zuliebe so oft wie möglich ins Freie, ans Tageslicht, an die Sonne und füllt eure Speicher auf! Und ja: Es funktioniert auch, wenn es bewölkt ist, Hauptsache, es ist natürliches Licht. Für deinen Organismus macht es nämlich einen großen Unterschied, ob er echtem Tageslicht ausgesetzt ist oder ob du dich in Innenräumen aufhältst wo er nur künstliches Licht abbekommt. Auch wenn die Beleuchtung in den Räumen wirklich hell ist, so kann sie die positive Wirkung von Tageslicht nicht ersetzen.

Weil ich es genau wissen wollte, habe ich mit mehreren Lichtsensoren experimentiert, um herauszufinden, wie hell es im Freien auch bei Bewölkung tatsächlich ist und war völlig überwältigt von den Ergebnissen. Unser Auge lässt sich von Bewölkung leicht täuschen, aber die Lichtwellen, die unserem Körper so guttun, sind auch bei bedecktem Himmel in hohem Maße vorhanden. Sie warten nur darauf, dass du zu einem Spaziergang aufbrichst. Deine Schilddrüse wird es dir danken!

Verfalle bitte keinesfalls in den Lichtschutzfaktor-Wahn, auch wenn viele Beauty-Blogger, Frauenzeitschriften und die Kosmetikindustrie dazu aufrufen, das Haus nur noch dann zu verlassen, wenn du dich mindestens mit LSF 30 eingecremt hast.

DENKFEHLER! **Es stimmt, Sonnenbrand ist gefährlich und kann zu Hautkrebs führen. Doch deswegen nur noch mit hohem Lichtschutzfaktor aus dem Haus zu gehen, ist alles andere als gesund, denn der Körper und auch die Haut brauchen Sonnenlicht! Studien haben klar nachgewiesen, dass ein Mangel an Sonnenlicht zu einer erhöhten Sterblichkeit bei Brust- und Darmkrebs und vielen weiteren Krebsarten führt.**

Sonnenlicht, genauer ultraviolettes Licht (UV-Licht), ist also alles andere als schädlich für den Körper. Ganz im Gegenteil, es ist sogar enorm wichtig für deinen Stoffwechsel, deine Schilddrüse, deinen Darm und die Energiegewinnung in deinen Zellen. Viele wissenschaftliche Studien zeigen, dass die Verwendung von Sonnencremes mit Lichtschutzfaktoren zu einer Senkung der Konzentration der Schilddrüsenhormone Thyroxin (T4) und Trijodthyronin (T3) führt und das Enzym Thyreoperoxidase hemmen kann, das die Bildung von Thyroxin in der Schilddrüse steuert.

Das einzige schädliche an der Sonne ist der Sonnenbrand. Doch wenn du dich mit gesundem Menschenverstand der Sonne aussetzt und dich schützt, werden du, deine Schilddrüse und dein Körper immer profitieren. Wie Sonne tanken geht, ohne zu verbrennen, erfährst du auf der nächsten Seite.

Sonnenlicht enthält nicht nur blaues, also ultraviolettes (UV-) Licht, sondern vor allem auch das wertvolle rote Infrarotlicht, von dem viele Menschen viel zu wenig abbekommen, weil sie die Sonne meiden. Infrarotlicht hat einen besonders positiven Effekt auf das Immunsystem und trainiert das Herz-Kreislauf-System schonend.

Verantwortungsbewusst Sonne tanken

- Achte auf die Reaktion deiner Haut und entwickle ein Gefühl dafür, wie viel Sonne deine ungeschützte Haut tatsächlich verträgt.
- Wird die Sonne zu intensiv, begib dich in den Schatten oder bedecke deinen Körper mit Kleidung und schütze Kopf und Gesicht mit einer Kopfbedeckung. Benutze jedoch keine Sonnencremes, nur um in der Sonne bleiben zu können.
- Gewöhne dich langsam an die Sonne und steigere die Dauer des Sonnenbads von Woche zu Woche.
- Lebensmittel, die viel Vitamin A (etwa Eier, Fleisch, Milch, Leber) und Magnesium (etwa Hühnerbrühe, Orangensaft, Schokolade) enthalten, unterstützen deinen Körper dabei, das Sonnenlicht besser zu nutzen und mehr Vitamin D_3 zu bilden.

LINDA
lebt heute schilddrüsenfreundlich

Linda liebte ihren Job, ihren tollen Arbeitsplatz in der Firma und den direkten Austausch mit ihren Kolleginnen und Kollegen. Es hat ihr gar nicht behagt, nur im Homeoffice und eher isoliert zu arbeiten, außerdem schätzte sie die klare Trennung von Berufs- und Privatleben durch die tägliche Fahrt zur Arbeit und zurück.

Nur im Winter fiel es Linda jedes Mal schwer, sich aufzuraffen. Sie war aufgrund ihrer Hashimoto-Erkrankung dauermüde und es fröstelte sie ständig. Nur mit Mühe schaffte sie es dann am Morgen aus dem Bett zur Kaffeemaschine, unter die Dusche und weiter ins Büro – alles in völliger Dunkelheit, von Tageslicht noch keine Spur! Den ganzen Tag verbrachte sie ohne Unterbrechung an ihrem Schreibtisch. Am Abend fuhr Linda die gleiche Strecke bei Dunkelheit wieder nach Hause. Zu Hause angekommen fiel sie erschöpft aufs Sofa und ließ sich vom TV-Programm berieseln. Im Bett vor dem Einschlafen schaute sie routinemäßig noch mal auf ihr Smartphone und verweilte, viel länger als geplant, in den sozialen Medien. Auf diese Weise verflog ihre Müdigkeit und sie war plötzlich wieder hellwach. Wenn ihr Mann schließlich das Licht ausmachte, konnte Linda meist nicht mehr einschlafen und wälzte sich rastlos von einer Seite auf die andere. In ihrer Verzweiflung griff sie immer häufiger zu Melatoninsprays und Schlaftabletten, wachte morgens aber trotzdem total gerädert auf. Und so ging das Nacht für Nacht, Tag für Tag.
Doch dann begriff Linda, dass sie gegen ihren natürlichen Rhythmus lebte und ihre Schilddrüse damit noch mehr durcheinanderbrachte. Und sie begann, viele Abläufe und Routinen in ihrem alltäglichen Leben zu ändern: So geht sie heute bei jeder Witterung in der Mittagspause spazieren, vermeidet abends den Blick ins Blaulicht von TV, Tablet, Smartphone und PC und macht eine Infrarotlichttherapie für ihre Schilddrüse. Und siehe da, nicht nur die Müdigkeit ließ nach, auch ihre Schilddrüse wurde bald aktiver. Seither kann Linda endlich wieder mit voller Energie und Freude in ihre Tage starten und nachts ihren wohlverdienten Schlaf genießen – ganz ohne Einschlafhilfen

In der digitalisierten Welt bekommen viele von uns enorm viel blaues Licht und viel zu wenig Infrarotlicht ab! Während das natürliche Sonnenlicht morgens und abends vor allem aus roten Lichtspektren besteht und tagsüber aus blauen, verhält es sich in unseren »Lebensräumen« entgegengesetzt. Tagsüber sitzen wir in Zimmern ohne Tageslicht und am Abend bekommen wir viel Blaulicht ab, weil wir auf Bildschirme starren, egal, ob TV, Tablet, Smartphone oder der Monitor eines Computers. Das verwirrt unsere Schilddrüsen sehr, denn so kann sie nicht mehr unterscheiden, wann Tag ist und wann Nacht.

DAS MEINT DIE SCHILDDRÜSE!

Ich weiß, die Menschen des 21. Jahrhunderts lieben ihre Smartphones. Doch bitte tut mir einen Gefallen und benutzt sie nicht mehr, wenn ihr schon im Bett liegt! Das verwirrt mich total. Jedes Mal denke ich dann, dass die Sonne bereits wieder aufgeht und gehe deshalb davon aus, dass es wieder Zeit ist, den Stoffwechsel anzuregen – also fahre ich ihn hoch. Normalerweise muss der Stoffwechsel natürlich erst in den Morgenstunden hochgefahren werden, wenn nach langer Dunkelheit die Sonne wieder aufgeht. Aber in deinem Alltag ist das alles für mich nicht mehr richtig erkennbar. So sehe ich häufig den ganzen Tag über kein bisschen Tageslicht, weil du dich an einem Ort aufhältst, den ihr Menschen Büro nennt. In meinen »Augen« sind das Nachtbedingungen und unter diesen Bedingungen steigt der Melatoninspiegel im Blut. Für mich das Signal auf Nachtmodus umzustellen. Klar, dass du dann tagsüber müde wirst.

Melatonin sorgt für gesunden Schlaf

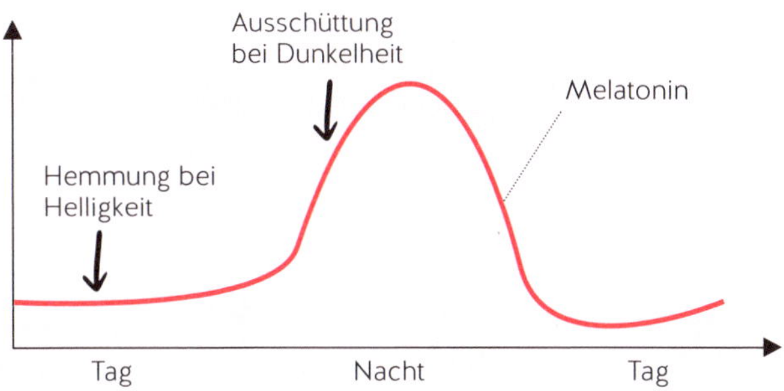

Melatonin wird in der Zirbeldrüse aus Serotonin hergestellt. Es wirkt auch auf deine Schilddrüsenfunktion.

Unsere Schlaf-wach-Hormone stehen in engem Zusammenhang mit unseren Schilddrüsenhormonen, deshalb ist ein natürlicher Tag-Nacht-Rhythmus für unsere Schilddrüse so wichtig. Das Schlafhormon Melatonin wird am Abend durch die Dunkelheit natürlicherweise ausgeschüttet. Morgens wird die Ausschüttung durch die Helligkeit des heranbrechenden Tages dann wieder gehemmt.
Wenn du nun, um besser schlafen zu können, Melatonin einnimmst, egal, ob als Sprays oder als Tablette, gerät dein Körper, genauer dein Gehirn, so richtig durcheinander. Eigentlich will es dieses Hormon in der Zirbeldrüse selbst produzieren und nicht von außen zugeführt bekommen! Erscheint Melatonin nun allerdings in Form einer Schlafhilfe von außen auf der Bildfläche, ist auch deine Schilddrüse ziemlich irritiert.
Deshalb empfehle ich dir, statt Melatoninsprays oder Schlaftees zu verwenden, lieber das Blaulicht in deinen elektronischen Ge-

räten zu blockieren. In deinem Smartphone kannst du in den »Einstellungen« unter »Anzeige & Helligkeit« dafür den Modus »Night Shift« aktivieren. Aber auch beim Tablet, dem Computerbildschirm und beim Fernsehgerät kannst du den negativen Einfluss des Blaulichts reduzieren, indem du eine Anti-Blaulicht-Brille trägst. Diese Maßnahmen sind sehr viel besser und hormonfreundlicher, als jede Schlafpille. Probiere es aus!

MEHR SPORT = ABNEHMEN – FEHLANZEIGE!

»Wenn du abnehmen willst, musst du einfach mehr Sport treiben«, lautet der meist ungebetene und leider auch wenig qualifizierte Ratschlag manch »wohlwollender« Mitmenschen. Auf diese Weise herausgefordert, melden sich nicht wenige Abnehmwillige im Fitnessstudio an. Anfangs noch voller Elan, lässt bei vielen Menschen die Motivation schnell nach und so enden sie schließlich als »Karteileichen« und zahlen Monat für Monat ihre Beiträge weiter. Um ihr Gewissen zu beruhigen bleiben sie Mitglied, denn man weiß ja nie, vielleicht geht man morgen ja wieder zum Bodystyling. Warum ist das so?
Dein Körper liebt es, in Bewegung zu sein. Bist du gesund und voller Kraft, ist es das Natürlichste der Welt, hinaus in Freie zu drängen, um die überschüssige Energie loszuwerden. Schauen wir uns nur einmal die Kinder an! Sie bewegen sich intuitiv und natürlich, springen barfuß über Wiesen, tanzen, lachen und spielen. Dafür brauchen sie keine fixen Termine und keinen bestimmten Ort, an den sie sich erst begeben müssen, um endlich aktiv zu werden und Sport zu treiben. Sie bewegen sich einfach sobald ihr Körper ihnen den Impuls gibt! Wir Erwachsenen dagegen haben vollkommen verlernt, auf unsere Körpersig-

nale zu hören. Wir gehen zu lange im Voraus geplanten Terminen ins Fitnessstudio und immer mit einem fest definierten Ziel: um abzunehmen, um Kalorien zu verbrennen, um Muskeln aufzubauen, um mehr essen zu können – »um zu«! Mit Spaß und Freude an der spontanen Bewegung hat dieses Verhalten wenig zu tun.

Leidest du an einer Schilddrüsenunterfunktion oder Hashimoto, ist dein Körper sowieso schon ziemlich erschöpft und sehnt sich eigentlich nach Ruhe, Erholung und Entspannung. Wenn du unter diesen Umständen übermäßig viel Sport treibst oder dich mit Koffein künstlich wach hältst, ignorierst du seine Signale. Zwar wirst du dich, derart aufgeputscht, kurzzeitig kraftvoll und energiegeladen fühlen, langfristig aber wirst du nur noch müder und schlapper werden.

Es ist also absolut falsch zu behaupten, dass Sport immer gesund ist und die Lösung für alles! Es kommt vielmehr auf die Art des Sports an und die körperlichen Voraussetzungen der Person, die zum Sport antritt. Du könntest dich also fragen:

- Sehnt sich mein Körper gerade nach Training und Sport oder nach Erholung und Entspannung?
- Tut mir das Hardcore-Work-out in meiner momentanen Verfassung gut oder brauche ich eher ein sanfteres Programm wie zum Beispiel Yoga oder vielleicht auch gar keine Bewegung sondern autogenes Training?
- Mache ich Sport, um dieses »High« zu spüren, weil sich sonst mein ganzer Tag so matt und müde anfühlt?

Wenn du beim Sport an deine Grenzen gehst, schüttet dein Körper große Mengen des Stresshormons Adrenalin aus. Manche

Menschen werden süchtig nach diesem Adrenalin-Kick. Sie sind dann davon überzeugt, dass die exzessive körperliche Belastung der Grund dafür ist, dass sie sich besser fühlen. Beobachte also genau, wie du dich zwischen zwei Sporteinheiten fühlst. Bist du in den Sportpausen sehr müde und schlapp und brauchst viel Koffein, um wieder in die Gänge zu kommen? Wenn ja, kann das ein Hinweis darauf sein, dass dein Trainingspensum im Augenblick zu hoch ist und dein, durch die Unterfunktion der Schilddrüse, geschwächter Körper gerade mehr Ruhe braucht und längere Erholungsphasen.

DIE TÜCKEN DES AUSDAUERTRAININGS

Ausdauertraining kann langfristig für einen verlangsamten Stoffwechsel sorgen. Der Puls sinkt, der Körper wird im wahrsten Sinne des Wortes ausdauernder, was bedeutet, dass er mit der gleichen Menge an Energie (Nahrung) weiter kommt, weil er weniger verbrennt. Trainierst du zu lange, zu hart oder morgens auf nüchternen Magen, sorgst du für einen hohen Adrenalin- und Cortisolausstoß, worauf deine Schilddrüse die Hormonproduktion herunterschraubt. Kurze Sprints oder moderates Krafttraining statt langer Joggingrunden sorgen dagegen für eine geringere Adrenalinausschüttung und mehr Muskeln. Für deinen Stoffwechsel ist das bedeutend besser.

Ich selbst war früher häufig joggen oder mit meinen Freundinnen im Fitnessstudio. Als ich damit begann, mich näher mit meiner Schilddrüse zu beschäftigen, habe ich schnell verstanden, dass das alles viel zu viel für mich war. Daraufhin kündigte ich sämtliche Verträge und schaltete einen Gang zurück! In meiner Heilungsphase habe ich so gut wie gar keinen Sport getrieben. Ich habe in dieser Zeit ohne Sport und ohne Quälerei

25 Kilogramm abgenommen – alleine, indem ich meine Schilddrüse durch Ernährung und einen stoffwechselförderlichen Lebensstil Schritt für Schritt gestärkt habe. Ich bin in dieser Zeit jeden Tag eine Runde spazieren gegangen und habe auf diese Weise gleich auch noch Sonne getankt. Eine wunderbar erholsame Kombination! Und genau das ist es auch, was ich meinen Coaching-Klientinnen empfehle: Du darfst dich ausruhen, denn deine Schilddrüse braucht Regeneration. Sie muss sich von dem vielen Stress erholen, dem du sie in der Vergangenheit ausgesetzt hast. Ja, du darfst den Alarm ausschalten und deine Schilddrüse anknipsen, um deinen Stoffwechsel in Fahrt zu bringen. Und dann kommt diese wunderbare Energie zurück, die dich von innen heraus motiviert, dich zu bewegen – leicht, frei und ungezwungen!

DU MUSST EINFACH DEINEN STRESS REDUZIEREN – ACH WIRKLICH?

Wie oft bekommst du den tollen Tipp: »Du musst einfach den Stress reduzieren«? Jeder weiß inzwischen, dass Stress krank macht. Doch die Tatsache, dass wir das wissen und ständig darüber nachdenken, wie stressig unser Leben und unser Alltag ist, macht es nicht einfacher, sondern verstärkt den Stress noch. Tatsache ist: Wir leben in einer stressigen Welt. Daran wird sich in absehbarer Zeit wahrscheinlich nichts ändern. Statt also zu versuchen, andauernd gegen diesen Stress anzukämpfen, wäre es doch schlauer zu überlegen, wie du besser mit diesem Stress umgehen kannst – wie du resilienter wirst. Wenn du lernst deinem Stress etwas Positives entgegenzusetzen, dann hörst du auf zu kämpfen und fängst wieder an zu leben.

Eine Resilienzgeschichte

Stell dir vor, du lebst in einem Bauernhaus. Der Wind weht ums Haus. Du sitzt mit einer Tasse Kakao gemütlich am Kamin und bist in ein interessantes Buch vertieft. Plötzlich fängt es an zu regnen. Du hüllst dich auf deinem Sessel in deine Wolldecke und genießt die behagliche Stimmung. Plötzlich ploppt ein dicker Wassertropfen direkt in deine Kakaotasse. Oje! Es tropft schon wieder durch die Decke! Bereits seit einigen Wochen zeigen sich Lecks im Dach des alten Hauses. Du holst wieder Eimer und stellst sie unter die undichten Stellen. Doch irgendwann gehen dir die Eimer aus. Es wird höchste Zeit das Dach reparieren zu lassen!

Übertrag dieses Szenario nun auf das Thema Stress: Stell dir vor, der Regen ist der Stress, der aus vielen Richtungen in dein Leben strömt – von der Arbeit, den Kindern, dem Partner, dem Haushalt, den Nachrichten. Jetzt wird klar: Du wirst nicht verhindern können, dass es regnet. Es wird immer wieder Unwetter geben! Was du aber beeinflussen kannst, ist den Zustand »deines Daches«. Wenn du es reparierst, also stärkst, kommt das Wasser nicht so nahe an dich heran. Klar, das Dach wird trotzdem nass, aber es brechen nicht mehr alle Dämme schon beim kleinsten Schauer. Vielleicht ist dein Dach bald so robust, dass der Stress an dir abprallt, wie der Regen an den Dachziegeln deines Hauses.

Eustress macht Laune

Negativer Stress (Disstress)	⟷	Positiver Stress (Eustress)

Eustress bedeutet wohltuender Stress, der beflügeln kann. Er befähigt dich zur Lösung herausfordernder Aufgaben. Die Vorfreude auf einen neuen Job oder eine Hochzeit gehören beispielsweise dazu.

Wenn du resilienter werden willst, ist es sehr hilfreich zu erkennen, dass nicht jeder Stress gleich negativer Stress ist. Es gibt auch positiven Stress. In der Medizin spricht man von Eustress. Positiver Stress ist, wenn etwas durchaus nicht ohne ist, also Ausdauer und Anstrengung von dir verlangt, dich aber nicht überfordert, sondern glücklich macht.

Ob wir Stress als positiv oder negativ empfinden, liegt vor allem daran, wie wir selbst darüber denken. So kann dich ein berufliches Projekt vielleicht total beflügeln: Du hast ein klares Ziel vor Augen und freust dich auf die Umsetzung. Jeden Tag bist du hoch motiviert und findest Lösungen für alle Hindernisse und Herausforderungen, sodass du dem Ziel unaufhörlich näher kommst. Dir stehen also ausreichende Ressourcen zur Verfügung und du bewertest die Situation positiv.

Auf der anderen Seite kann so ein Projekt aber auch negativen Stress für dich bedeuten, etwa wenn du dich den Erwartungen, die an dich gestellt werden, nicht gewachsen fühlst. Dir stehen also nicht genug Ressourcen zur Verfügung und es kommt zum

Gefühl der totalen Überforderung. Wenn du dann vor lauter Arbeit keine Zeit mehr hast, dich um deine Gesundheit zu kümmern, wirst du deinem Chef gegenüber nicht gerecht, aber auch deinen Kindern, deinem Partner und vor allem deinem Körper nicht mehr. Dadurch erhöht sich der Druck noch mehr! Statt also dankbar für die tolle Chance zu sein und dich über jeden kleinen Erfolg zu freuen, geißelst du dich selbst und hast Angst zu versagen. Das ist negativer Stress vom Feinsten. Spätestens jetzt solltest du an deine Atmung denken!

GEGEN STRESS HILFT ATMEN

Atemtechniken und Atemübungen gehören zu den wirksamsten Instrumenten, die dir helfen können, Stresssituationen zu bewältigen! Wenn du nur noch flach atmest, signalisierst du deinem Körper Gefahr und er schaltet blitzschnell in den Kampf-oder-Flucht-Modus. Wir funktionieren nämlich noch immer wie unsere steinzeitlichen Vorfahren: Wenn wir in Gefahr sind, atmen wir schnell durch den Mund. Beobachte dich beispielsweise einmal bei einer anstrengenden Wanderung. Wenn du nur noch durch den Mund atmen kannst, ist das ein Zeichen dafür, dass dein Körper gerade überfordert ist, weil du entweder zu schnell läufst oder im Stress bist. Achte also darauf, durch die Nase zu atmen und tief in den Bauch hinein. Diese Art der Atmung signalisiert deinem Körper: Du bist in Sicherheit: Alarm aus – Schilddrüse an!

Dein Körper – und deine Schilddrüse mit ihm – können aus ganz unterschiedlichen Gründen in einen Alarmzustand versetzt werden. Das kann entweder körperliche Ursachen haben wie falsche Ernährung, Blutzuckerschwankungen oder Nährstoffmangel oder aber psychische, weil du vielleicht hohem

Druck ausgesetzt bist, den du dir selbst machst, durch zu viel Sport, extreme Erwartungen an dich selbst oder den Zwang, immer alles perfekt machen zu müssen. Verlasse diesen Modus so bald wie möglich und gehe in die Gelassenheit. Deiner Schilddrüse zuliebe und damit auch dir zuliebe!

AUF DEN (SCHILDDRÜSEN)PUNKT GEBRACHT

→ Führe einen Lebensstil, der deinen Stoffwechsel fördert und nicht hemmt.

→ Deine Schilddrüse liebt die Sonne: Durch regelmäßiges Sonnetanken unterstützt du nicht nur deine Vitamin-D_3-Produktion, sondern aktivierst zusätzlich deinen Stoffwechsel auf Zellebene.

→ Je mehr natürliches und je weniger künstliches Blaulicht du abbekommst, desto besser ist das für deine Hormone.

→ Vermeide spätabends den Kontakt mit künstlichen Lichtquellen aus Smartphone, TV und so weiter.

→ Geregelte Bettzeiten und Schlafhygiene beeinflussen auf natürliche Weise deine Schlaf-wach-Hormone, und du kannst auf Melatonin als Schlafhilfe verzichten.

→ Es wird immer wieder Situationen in deinem Leben geben, die dich an deine Grenzen bringen. Aber du kannst lernen resilienter zu werden, um gelassener mit Stresssituationen umzugehen.

Werde deine eigene Schilddrüsenexpertin

Vor vielen Jahren, als ich endlich verstanden hatte, dass es keine Wunderpille gibt, die meine Symptome beseitigen wird, habe ich mich entschieden, meine Schilddrüse von Grund auf zu verstehen und kennenzulernen. Was steckt hinter diesem kleinen Organ und was kann ich über die Tabletteneinnahme hinaus noch tun, um meiner Schilddrüse etwas Gutes zu tun.

LERNE DEIN WOHLFÜHLORGAN KENNEN

Zu Beginn dieses Prozesses, der sich zu einer richtigen Heilreise entwickeln sollte, war ich bloß eine an der Wirkungsweise der Schilddrüse interessierte Person. Vor allem aber war ich eine ziemlich verunsicherte Person, weil alles, was ich vorher probiert hatte, um mein Gewicht zu reduzieren und alle anderen Symptome in den Griff zu bekommen, so kläglich gescheitert war. Aus dieser Verzweiflung heraus beschloss ich, meinen eigenen Heilweg zu finden und begann zu experimentieren. Kurz gesagt, ich wurde zur Schilddrüsendetektivin! Über viele Rückschläge, die ich jedoch nie als solche betrachtete, sondern als perfekte Chance sah, mehr über mich und meinen Körper zu lernen, kam ich zu vielen wertvollen Erkenntnissen. So lernte ich, was mein Körper wann und in welcher Form und Menge braucht, damit meine Schilddrüse, ihre wertvolle Arbeit mit voller Kraft verrichten kann! Und natürlich war mir klar, dass all das, was ich nun wusste, nicht nur für meine Schilddrüse gilt, sondern für alle anderen Schilddrüsen auch. Jetzt wollte ich, dass alle Betroffenen von meinen Erkenntnissen erfahren, damit auch sie ihre Schilddrüsen wieder stark machen können. Der Begriff »Schilddrüsen Empowerment« war geboren und ich zu einer echten Schilddrüsenexpertin geworden!

So richtig rasant ging mein Heilweg übrigens in dem Moment weiter, als ich die Schilddrüse wirklich als meine Freundin betrachtete, die mir immer wieder zeigte, was noch falschlief, wenn etwas falschlief. Sobald ich sie und mich als Team begriff und ihr Feedback ernst nahm, machte ich riesengroße Schritte in Richtung meiner Heilung! Heute bin ich seit Jahren gesund und sehr stolz darauf.

Der Weg zur Heilung der Schilddrüse ist immer ein sehr persönlicher Weg und ein zutiefst individueller Prozess, in dem du deinen Körper, deine Schilddrüse und ihre Bedürfnisse auf sehr persönliche, ja beinahe intime, Weise kennenlernst! Mit diesem Buch habe ich dir die grundlegenden Erkenntnisse aus meinen eigenen Erfahrungen und denen meiner Klientinnen und Follower überreicht, damit auch du damit beginnen kannst, deine Schilddrüse stark zu machen.

Werde also Expertin in eigener Sache! Tatsächlich kannst nur du am besten wissen und vor allem spüren, was dir guttut, was du brauchst und was deine Schilddrüse braucht: indem du bereit bist, hinzuschauen, hinzuspüren, die verschiedenen Signale anzunehmen, die dir dein Körper sendet und entsprechend zu reagieren! Es ist nun einmal eine Tatsache: Je besser dein Stoffwechsel läuft, desto wohler wirst du dich fühlen! Er ist die absolute Basis deiner Gesundheit und deines Wohlbefindens.

Damit der Stoffwechsel in Schwung kommen kann, ist er auf eine starke, aktive und funktionsfähige Schilddrüse angewiesen! Das meine ich mit »Schilddrüsen Empowerment«. Die Schilddrüse ist DAS Wohlfühlorgan in deinem Körper! Da ist es doch mehr als naheliegend, dass du dich gerade um sie besonders intensiv, liebevoll und vor allem selbst kümmerst.

WERDE EXPERTIN IN EIGENER SACHE

Als ich Ernährungswissenschaften studierte, war ich sicher: Ernährungsberaterin würde ich jedenfalls nicht werden. Ich hatte das Klischee einer strengen Frau im Kopf, die Schokolade und alles, was schmeckt und Freude macht, verbietet und Menschen zwingt, nur noch kalorienarm zu essen. Heute weiß ich, und das zeigen auch die überdurchschnittlichen Erfolge meiner Klientinnen: Viel wirkungsvoller, als Menschen vorzuschreiben, was zu essen erlaubt und was verboten ist, ist es, sie wieder in ihre eigene Kraft zu bringen!

Genau das ist meine Vision: Ich möchte dich dazu ermutigen, selbst Schilddrüsenexpertin zu werden und als Detektivin in eigener Sache herauszufinden, welche Lebensmittel dir guttun, welche dir und deiner Schilddrüse Kraft geben, nach welchen Lebensmitteln oder Alltagsroutinen du mehr Energie hast, du warme Hände bekommst und nach welchen du dich am liebsten aufs Sofa zurückziehen würdest, weil du dich so antriebslos und müde fühlst.

Du musst bei deinen Nachforschungen nicht gleich in die Vollen gehen. Wer zu rasant in ein Projekt startet, dem geht oft schnell die Puste aus! Beginne zunächst mit kleinen Änderungen in deinem Alltag: Probiere beispielsweise Lebensmittel aus, die du noch nicht kennst oder die du bisher gemieden hast und beobachte, wie dein Körper auf sie reagiert. Oder du beginnst deinen Tag mit einem Spaziergang an der frischen Luft – falls die Sonne scheint, umso besser! Oder du gehst dazu über, deinen Kaffee nicht mehr nur schwarz, sondern mit Milch und Zucker zu trinken. Wenn du dich in dieser Weise langsam vorantastest, wirst du feststellen, dass es die kleinen Dinge sind, die einen großen Unterschied machen. Je mehr du ausprobierst, desto kreativer wirst du auf deinem Weg zur Expertin in Sachen Schilddrüse werden!

Eine Expertin lässt sich auch nichts mehr einreden. Sie weiß, dass sie sich ihre Symptome nicht einbildet. Sie steht dazu und steht für sich ein! Deine Symptome sind Signalleuchten, die verlässlich aufblinken und dir mitteilen: Achtung, Achtung hier stimmt etwas nicht! Du brauchst diese Signale künftig nicht mehr ignorieren. Je besser du deine Schilddrüse kennenlernst, desto rascher wird dein Heilungsprozess voranschreiten!

Was dein Körper heute tut oder eben nicht ausreichend tut, ist immer auf die Art und Weise zurückzuführen, wie du gelebt hast, aber auch ein Hinweis darauf, was du erlebt hast. Auf dem Weg zur Schilddrüsenexpertin gilt es also zunächst innezuhalten und in detektivischer Manier in die Vergangenheit zurückzublicken. Diese Recherche kann dir wertvolle Einsichten darüber geben, was deine Erkrankung ausgelöst haben mag und dir aufzeigen, wie du deine Heilreise beginnen könntest. Denn diese Reise sieht bei jedem Menschen anders aus! Genau deswegen ist es auch beim Thema Ernährung so wichtig, dass du lernst auf das Feedback deines Körpers zu hören. Du weißt jetzt, dass dein Darm sehr wichtig ist für die Umwandlung der Schilddrüsenhormone. Schau dir dazu genau an, welche Lebensmittel er gut verdauen kann und von welchen du Blähungen bekommst. Bekommen dir Salate und Hülsenfrüchte wirklich gut oder isst du sie nur deshalb, weil du glaubst, dass sie gesund sind? Aber sind sie auch gesund FÜR DICH? Wirken Sie förderlich auf DEINEN Stoffwechsel? Diese und ähnliche Fragen gilt es als Schilddrüsendetektivin zu beantworten!

VERGISS DIE WAAGE UND HÖRE AUF DIE SIGNALE

Meine Herzensempfehlung wenn es ums Gewicht geht lautet: Schau nicht nur auf den Zeiger an deiner Waage, sondern auch auf alle Stoffwechselparameter, die du in diesem Buch kennengelernt hast. Sie liefern dir ein viel besseres Bild darüber, welche Ernährungsweisen und vor allem, welche Lebensmittel und welche Zubereitungsarten dir guttun. Dein Körpergewicht ist zwar ein Parameter dafür, aber bei Weitem nicht der einzige. Die Stoffwechsel-Checkliste steht dir dabei als wichtiger und unterstützender Richtwert zur Verfügung (*siehe Seite 152*). Sie zeigt dir, ob du in die richtige oder falsche Richtung gehst, denn das Gewicht alleine sagt nur wenig über den Gesundheitszustand eines Menschen insgesamt aus.
Sobald du wirklich gesund bist, deine Schilddrüse wieder ausreichend viel Thyroxin (T4) und Trijodthyronin (T3) produziert und dein Stoffwechsel auf Hochtouren läuft, wird dein Körper im zweiten Schritt alle überflüssigen Pfunde sausen lassen. Wenn du dich jedoch ausschließlich auf dein Gewicht fokussierst, besteht die Gefahr, dass du darüber den Blick auf deinen Gesamtzustand und deine Gesundheit verlierst. Du wirst anfangs sicherlich ein paar überflüssige Pfunde abnehmen, da

aber keine echte Heilung erfolgt, wird das ewige Auf und Ab deines Gewichts nur unnötig verlängert. Mach also Schluss mit Diäten, höre auf die Signale deines Körpers und reagiere entsprechend, wenn du gesund werden willst!
Dein Körper wird dir immer genau zeigen, was gut für ihn ist. Du kannst dich voll und ganz darauf verlassen: Dafür sorgt deine somatische Intelligenz, eine körpereigene Intelligenz, die dir ganz genau sagt, wann du Hunger hast, wann du satt bist, welche Lebensmittel dir guttun und welche nicht. Du musst nur lernen, sie zu verstehen und auf sie zu hören. Ganz häufig essen wir aus rein emotionalen Gründen – weil wir uns belohnen wollen oder weil wir traurig sind und uns mit Essen trösten – und nicht etwa aus körperlichen Gründen, also weil unser Organismus tatsächlich Energie braucht und wir Hunger haben. Oft treiben wir Sport nicht aus einer inneren Lust an der Bewegung heraus, sondern weil wir meinen, wir müssten das tun. Schluss damit! Lerne achtsam zu sein und höre auf die Signale, die dir dein Körper sendet.

FASSE WIEDER VERTRAUEN IN DEINEN KÖRPER

Vielleicht hast du deinen Körper bislang als deinen Feind betrachtet, einen Feind, den du manipulieren, kontrollieren und tracken musst. Denk dir nichts. Mir ging es ebenso. Dabei ist dein Körper absolut intelligent, ein System, dem du vertrauen kannst, ein System, das so unendlich viel klüger ist, als du bisher gedacht hast, ein System, das weiß, was es braucht und das auch sehr gut erkennt, was es nicht braucht. Deine somatische Intelligenz – deine Intuition – ist der erste und immer richtige

Impuls, lange bevor sich dein Verstand einschaltet! Dein Körper will und kann intuitiv heilen, deine Schilddrüse will das ebenfalls, mit allem, was sie hat und kann. Und was tun wir meistens? Wir kommen hektisch um die Ecke geschossen und wollen immer nur eingreifen und lenken. Echtes Vertrauen sieht anders aus! Ich bitte dich daher: Komm zurück ins Vertrauen! Vertraue deinem Körper und deiner Schilddrüse. Sei neugierig darauf, deinen Körper besser kennenzulernen. Sei vor allem neugierig darauf, deine Schilddrüse zu erforschen und sie als die Freundin zu betrachten, die sie dir sein kann und sein will. Doch vergiss dabei bitte nicht: Vertrauen ist niemals eine Einbahnstraße! Natürlich, während des Heilungsprozesses deiner Schilddrüse musst in erster Linie du lernen, deinem Körper zu vertrauen. Aber auch dein Körper muss erstmal wieder ein Vertrauensverhältnis zu dir aufbauen. Sobald du sein Vertrauen zurückgewonnen hast, wird dein Stoffwechsel wieder besser in Gang kommen. Und der Alarm in deinem System wird ein für alle Mal abgestellt. Deine Schilddrüse wird spüren, dass du in Sicherheit bist. Dann ist alles gut in ihrer Welt. Und sie wird wieder die alte sein, denn sie ist wieder stark.

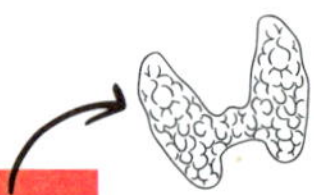

DAS MEINT DIE SCHILDDRÜSE!

Es war mir eine Ehre und Freude, dass ich dir meinen Blick auf die Dinge näherbringen konnte. Danke auch dafür, dass du dich so intensiv mit mir beschäftigt hast! Ich freue mich darauf, unsere Freundschaft zu vertiefen und als vertrauensvolles Erfolgsteam für immer fortzusetzen!

AUF DEN (SCHILDDRÜSEN)PUNKT GEBRACHT

→ Eine starke Schilddrüse ist deine Garantin für Energie, Kraft und Wohlbefinden.

→ Nutze »Schilddrüsen Empowerment«, um dein Wohlfühlorgan zu kräftigen, damit dein Stoffwechsel wieder in Schwung kommt.

→ Werde Expertin deines Körpers und deiner Schilddrüse.

→ Hör auf die Signale deines Stoffwechsels und vergiss Diäten für alle Zeiten.

→ Vertraue dir und deinem Körper und gehe jetzt den ersten Schritt des Heilungsprozesses.

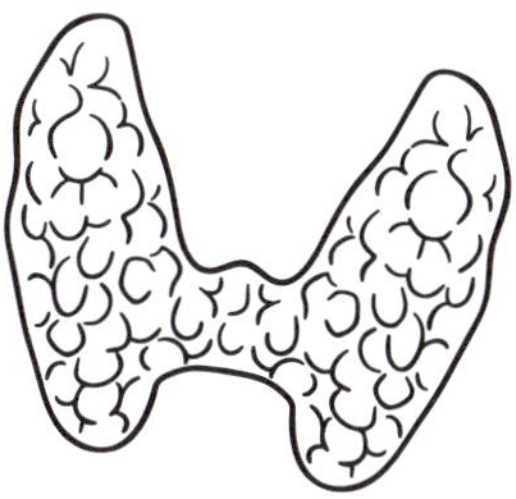

NACHWORT – JETZT BIST DU DRAN!

Du hast in diesem Buch sehr viele Dinge von mir und auch von deiner Schilddrüse höchstpersönlich erfahren! Es war mir eine große Freude, euch miteinander bekannt zu machen! Ich hoffe sehr, dass du durch mein Buch eine neue Verbindung zu deinem Körper aufbauen konntest und die Bedürfnisse deiner Schilddrüse jetzt verstehst! Meine Hoffnung geht sogar so weit, dass du nun, nachdem du bis hierhin gekommen bist, nicht mehr verzweifelt, sondern voller Stolz und motiviert ausrufst »Ich hab Schilddrüse«, weil ich dich mit meiner Begeisterung für dieses meisterhafte Organ angesteckt habe.

Heute bin ich stolz darauf, dass ich eine starke und gesunde Schilddrüse habe! Und wenn ich dir durch diese Lektüre näherbringen konnte, was für ein geniales Organ sich da jeden Tag, jede Minute, jede Sekunde, so liebevoll um deinen Stoffwechsel kümmert, dann habe ich alles erreicht, was ich mit diesem Buch bewirken wollte.

Bitte hege und pflege dein wunderbares Wohlfühlorgan, die Schilddrüse. Sie wird dir diese Fürsorge mit großem Dank zurückgeben. Ich verspreche dir, dass es sich lohnen wird! Du hast es verdient, gesund zu sein!

Ich freue mich, von dir zu hören, wie es dir dabei ergangen ist!

Alles Liebe

Deine Hannah

Dank

Zuerst möchte ich meiner Schilddrüse danken, die mir jeden Tag diese Power gibt, ohne die das alles gar nicht möglich wäre.
Matthias, danke, dass du mir stets den Rücken freigehalten, mir eine Schulter zum Anlehnen geboten und mich während der Arbeit an diesem Buch immer mit ebenso köstlichen wie schilddrüsenfreundlichen Leckereien versorgt hast.
Danke meinen Eltern und Paulina dafür, dass ihr stets an mich geglaubt habt, egal, wie verrückt meine Ideen waren.
Danke meinem Team, das mir während des Buchschreibens so viel Arbeit abgenommen hat und mit dem es einfach jeden Tag Spaß macht, zusammenzuarbeiten und so vielen Frauen zu einem neuen Leben voller Energie zu verhelfen!
Danke Monika, die mich stets motiviert hat, weiterzuschreiben und selbst noch um 23 Uhr auf meine Mails geantwortet hat. Ohne Sie wäre das Buch nicht so gut geworden!
Danke an meine Oma, von der ich so viel lernen durfte. Deine Markklößchensuppe und dein Pflaumenmus werden für immer in meinem Herzen bleiben.
Danke Franzi, Janette, Sabine und dem GU-Verlag, die an mich und mein Projekt geglaubt haben und mit deren Hilfe wir so viele Frauen erreichen können!
Mein großer Dank an den Hormonforscher Dr. Ray Peat, aber auch an Dr. Weston Price, Kate Deering, Sally Fallon und Adelle Davis, von denen ich so vieles über Hormongesundheit und schilddrüsenfreundliche Ernährung gelernt habe!

BÜCHER, DIE WEITERHELFEN

Barnes, Broda: **Hypothyroidism: The Unsuspected Illness.** *Harper*
DiNicolantonio, James: **Der Salz-Irrtum: Warum Salz so wichtig ist und eine salzarme Ernährung krank macht.** *VAK Verlag*
Hartenbach, Walter: **Die Cholesterin-Lüge. Das Märchen vom bösen Cholesterin.** *Herbig Verlag*
Schickling, Katarina: **Aber bitte mit Butter.** *Herder*

BÜCHER AUS DEM GRÄFE UND UNZER VERLAG

Bieger, Wilfried P.: Schaenzler, Nicole: **Der große GU Kompass Laborwerte.**
Eder, Ursulaf: Sperlich, Franz J.: **Das Parasympathikus Prinzip**
Schaenzler, Nicole; Breitenberger, Markus: **Autoimmunerkrankungen in den Griff bekommen**
Dies: **Hashimoto ganzheitlich behandeln**

QUELLENNACHWEIS

[1] Fothergill E., Guo J., Howard L., et al.: Persistent metabolic adaptation 6 years after »The Biggest Loser« competition. Obesity (Silver Spring). 2016;24(8):1612-1619.

[2] Ulven S.M., Holven K.B., Gil A., Rangel-Huerta O.D.: Milk and Dairy Product Consumption and Inflammatory Biomarkers: An Updated Systematic Review of Randomized Clinical Trials. Adv Nutr. 2019;10(suppl_2):S239-S250.

Weitere Quellen und Studien findest du unter **www.mach-deine-schilddruese-stark.de/quellen**

ADRESSEN, DIE WEITERHELFEN

GEMEINSAM ANS ZIEL

Einen Weg alleine zu gehen kann manchmal ganz schön hart und steinig sein. Aus diesem Grund habe ich über die letzten Jahre die »Schilddrüsen-Empowerment«-Community aufgebaut. Schau gerne auf den folgenden Seiten vorbei und tausche dich mit anderen Betroffenen aus, denen es genauso geht wie dir. Auch sie wollen ihr Schicksal nicht weiter tatenlos akzeptieren, sondern ihre Schilddrüse wieder stark machen!

Facebook: www.facebook.com/schilddruesen.empowerment
Instagram: www.instagram.com/hannah_hauser_
YouTube: www.youtube.com/HannahHauser
Website: www.hannahhauser.de

EINE GUTE ÄRZTIN, EINEN GUTEN ARZT FINDEN

Du bist auf der Suche nach einer kompetenten Ärztin oder einem ebensolchen Arzt für die Schilddrüse? Deine erste Anlaufstelle sollte immer deine Hausärztin oder dein Hausarzt sein. Außerdem kommen Fachärztinnen und Fachärzte für Endokrinologie, Nuklearmedizin und Radiologie infrage, wenn es um die Schilddrüse geht.
Ich habe ein Video für dich ins Netz gestellt, in dem ich genauer auf die Unterschiede zwischen den einzelnen Fachrichtungen eingehe und dir weitere Tipps für die Suche nach dem richtigen Arzt gebe:

www.mach-deine-schilddruese-stark.de/arzt-finden

REGISTER

IMPRESSUM

G|U

GU ist eine eingetragene Marke der GRÄFE UND UNZER VERLAG GmbH, www.gu.de

ISBN 978-3-8338-8608-9
13. Auflage 2025

Projektleitung: Franziska Daub
Lektorat & Satz: wortundart, Berlin
Bildredaktion: Nele Schneidewind
Umschlaggestaltung und Layout: ki36 Editorial Design, München, Sabine Skrobek, Stephanie Reindl
Herstellung: Markus Plötz
Reproduktion: Repro Ludwig, Zell am See
Druck und Bindung: Livonia, Riga

Bildnachweis:
Cover: Hannah Hauser (Foto) Canstockphoto (Illustration); *Autorenfoto Umschlag:* Stefanie Lippert; *Illustrationen:* Lisa Diessner: S. 13, 20, 21, 47, 67, 78, 79, 115, 117, 131, 190 (li.), 196, 198 (re.), 199 (li.), 210, 214; Canstockphoto: S. 7, 9, 10, 16, 19, 47, 49, 75, 99, 119, 133, 181, 247; iStockphoto: S. 9, 10, 19 (mi.), 75 (2), 106, 107, 127, 133 (2), 174, 181, 185, 198 (2), 199 (re.), 208; Netti Schröder: S. 19 (re.), 70, 137, 141, 191, 194, 213, 231; Shutterstock: S. 16 (2), 30, 91, 190 (re.)
Syndication: www.imageprofessionals.com

Wichtiger Hinweis
Die Gedanken, Methoden und Anregungen in diesem Buch stellen die Meinung bzw. Erfahrung der Verfasserin dar. Sie wurden von der Autorin nach bestem Wissen erstellt und mit größtmöglicher Sorgfalt geprüft. Sie bieten jedoch keinen Ersatz für persönlichen kompetenten medizinischen Rat. Jede Leserin, jeder Leser ist für das eigene Tun und Lassen auch weiterhin selbst verantwortlich. Weder Autorin noch Verlag können für eventuelle Nachteile oder Schäden, die aus den im Buch gegebenen praktischen Hinweisen resultieren, eine Haftung übernehmen.

Die GU-Homepage finden Sie unter www.gu.de.

QUALITÄTS G|U GARANTIE

LIEBE LESERINNEN UND LESER,

wir wollen Ihnen mit diesem Buch Informationen und Anregungen geben, um Ihnen das Leben zu erleichtern oder Sie zu inspirieren, Neues auszuprobieren. Wir achten bei der Erstellung unserer Bücher auf Aktualität und stellen höchste Ansprüche an Inhalt und Gestaltung. Alle Anleitungen und Rezepte werden von unseren Autoren, jeweils Experten auf ihren Gebieten, gewissenhaft erstellt und von unseren Redakteur*innen mit größter Sorgfalt ausgewählt und geprüft.

Haben wir Ihre Erwartungen erfüllt? Sind Sie mit diesem Buch und seinen Inhalten zufrieden? Wir freuen uns auf Ihre Rückmeldung. Und wir freuen uns, wenn Sie diesen Titel weiterempfehlen, in Ihrem Freundeskreis oder bei Ihrem Online-Kauf.

Sollten wir Ihre Erwartungen so gar nicht erfüllt haben, tauschen wir Ihnen Ihr Buch jederzeit gegen ein gleichwertiges zum gleichen oder ähnlichen Thema um.

KONTAKT ZUM LESERSERVICE

GRÄFE UND UNZER VERLAG
Grillparzerstraße 8
81675 München
www.gu.de